Schicksale
ziehen vorüber

D1872549

Heike Wenig (Hrsg)

Schicksale ziehen vorüber

Ärzte schreiben

Verlag Heike Wenig

1. Auflage 1995
© 1995 by Verlag Heike Wenig
Printed in Germany
Alle Rechte bei den Autoren
Umschlaggestaltung: B. Eimo Cremer, Wolfsburg

ISBN 3-9803228-7-4

Verlag Heike Wenig
Wischenstück 32, 46286 Dorsten

Inhalt:

Hildegard Schreck-Köllner

Schicksale ziehen vorüber

Schicksale ziehen vorüber,
Tage vergehen,
Menschen gehen vorbei,
nichts bleibt bestehen.
Ich lebe im Heute und Jetzt,
Vergangenes ist vergangen,
mein Weg baut darauf auf,
Zukunft hat angefangen.
Unerfüllte Wünsche
begleiten mich zum Ziel.
Sie leiten meine Schritte,
wenn ich auch oft nicht will.
Ich gehe meine Wege,
und geh' mit anderen mit.
Manchmal bleiben wir stehen
oder kommen aus dem Tritt.
Schicksale ziehen vorüber,
Gedanken werden wahr.
Wie oft sind das Geschenke,
wie selten wird dies klar.

Bettina Buchner-Naujoks

Der Besucher

Ein Tropfen in der Plastikkammer
hangelt sich schwer und leise nieder.
Rot und grün blinken immer wieder
Kontrollampen und Digitalanzeigen,
auch ein surrender Motor durchbricht das Schweigen,
ein Bildschirm zeigt sich hektisch bewegende Zacken.

Gummischläuche und schwarze Kabel
hängen in Schlaufen traurig herab;
ein zischender, gurgelnder Kunstoffbehälter
rundet das wirre Bild zusätzlich ab.

Verschiedene Beutel und Flaschen hängen
an chromblitzenden Metallgestängen;
die Luft ist erfüllt von spezifischem Duft
nach Alkohol, Alter und Aerosol;
eine riesige Spritze ruht klebrig und hohl
in einer kleinen kompakten Maschine,
befestigt mit einer metallenen Schiene.

Allabendlich steht hier ein staunender Mann,
der sich zum Teil schlecht beherrschen kann;
durch Kabel getrennt wie von einer Mauer
von seiner Geliebten, die Augen voll Trauer.
Ein Tropfen aus einem der faltigen Lider
hangelt sich schwer und leise nieder.

Hildegard Buhmann

Dunkelbraunes Haargespinst,
von Silberfäden leicht durchwoben.
Eine Winzigkeit in meiner Hand.
Mehr ist von Dir mir nicht geblieben.
Ich hüte diese Kostbarkeit,
sie ist ein Teil von Dir.
Bist Du auch irgendwo in weiten Fernen,
die kleine Locke und Du gehören mir.

Elisabeth Gallenkemper

Dank

Still stand ich
Sterbend griff ich
ins Rad
hängte mich ein
ließ mich bewegen
umzukehren

Bin auf dem Weg
bar aller Wunder
doch wunderbar
unterwegs zu sein

Philipp Harry Arbiter

der tod

stumm ein mund
zerbrochen die sprache
schweigend auf immer

leer zwei augen
gebrochen der blick
schauen nie mehr

still ein atem
ruhend ein herz
nie wieder ein puls

bleich ein antlitz
hände gefaltet still
in weißen kissen
in brauner eiche
in ewigkeit

lebend einzig
warm allein
die kerzenflammen
brennend heiß
erinnerung

und nicht die tränen eines kindes
kaufen dich zurück
ins leben

Heike Wenig

du brachtest ihn zu mir
voll hoffnung auf hilfe
da saß er nun
geschwächt und abgemagert
in seinen blicken
krankheit
verdrängt

was konnte ich tun
wußte ich doch
die aussichtslosigkeit
sah den tod
in seinen zügen

die hände waren mir
gebunden
das herz schwer
unter der last
hoffnung zu geben
ohne wirklich
zu helfen

ich wies ihn
in's krankenhaus ein
er starb langsam
meine einzige hilfe war
dich behutsam
vorzubereiten

war es das
was du
suchtest

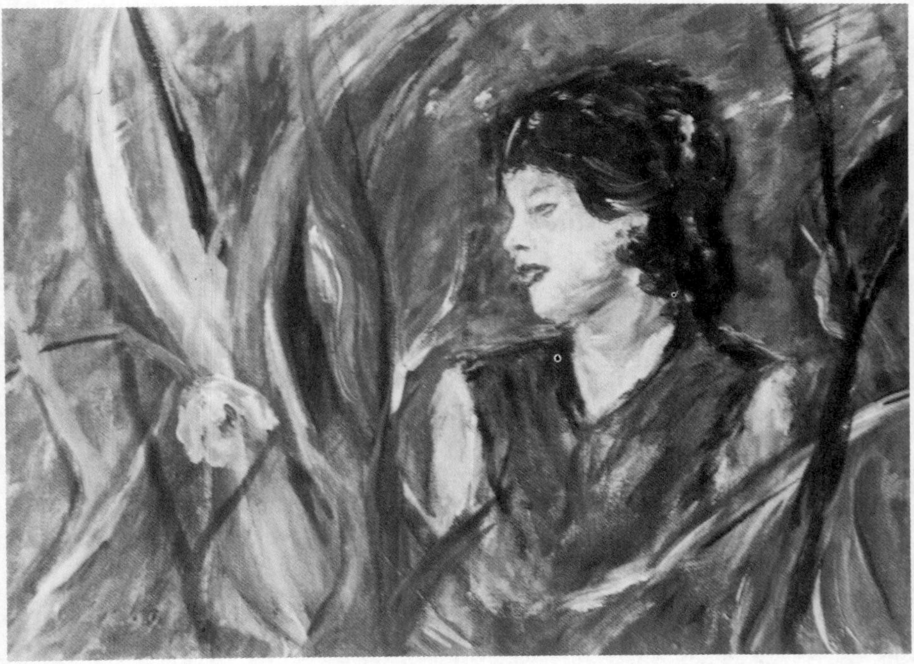

Alfred Kohlschmid

Michael

Eine wahre Begebenheit

- An Elly Popp -

Ein mir befreundeter Kunstmaler, nicht nur er, auch ein sehr geschätzter, bekannter Schriftsteller, haben mir einmal so ganz nebenbei bedeutet, man könne heutzutage nichts Neues mehr schaffen. Ich wußte es doch schon, aber man ist halt ein Mensch mit Fehlern und meint, irgendwo sei möglicherweise eine kleine Lücke. „Da habe ich vor Jahren ein Menuett komponiert", hatte der leider zu früh verstorbene Maler gesagt, „und dann in einem alten Menuettband eine der meinen recht ähnliche Melodie entdeckt. Sogar die Klavierbegleitung war fast so wie die meine. Ich war deprimiert, aber auch ein wenig stolz zugleich". Und der Autor hatte geäußert, daß alle Gedanken schon einmal gedacht wurden und jegliche Literatur sich wiederholt. Nur der Anzug sei modisch, ob schöner oder besser bleibe die Frage. Alles war also schon da. Wenn wir heute kreativ sein wollen, müssen wir um überzeugende Qualität bemüht sein.

Da sitze ich nun und bin im Zweifel, ob ich die Geschichte von Michael, die ich mir zurechtgelegt habe, überhaupt niederschreiben soll, wenn doch alles schon einmal da war. Viele Tage und Nächte hat mich das Schicksal Michaels beschäftigt. Michael ist keine mir bekannte Person, auch kein Artikel oder ein Buch hat mich inspiriert. Michael ist ein Junge, der sein Leben nicht erfüllen durfte. In groben Umrissen war mein Konzept parat, aber ich fühlte mich nicht genug in der Lage, schon eine anklingende, markante Form zu präsentieren. Die hingeworfenen Sätze und Passagen lagen folglich in einer Schublade.

Monate sind vergangen. Eines Tages habe ich in einer Schatulle, die Erinnerungen aus vergangener Zeit enthält, vergilbte Blätter, bräunliche Durchschläge in Maschinenschrift, entdeckt. Auf der Rückseite des letzten Blattes stand mit Bleistift geschrieben der Name „Elly Popp". An eine Frau dieses Namens kann ich mich nicht erinnern, auch Nachforschungen im Bekanntenkreis haben zu keinem Ergebnis geführt. Die Geschichte der Unbekannten mit dem Titel „Jonathan“ hat mich so fasziniert, daß ich sie mehrmals gelesen, studiert habe. Lassen wir der Autorin, wenn sie es wirklich war und der Name auf dem Manuskript nicht nur ein Hinweis, daß diese Blätter einer Elly Popp gehörten, lassen wir die ungekünstelte Erzählung, deren Mitbesitzer ich nun bin, in getreuem Extrakt auf uns wirken. Dieser Jonathan ist meinem Michael sehr ähnlich. Kaum zu fassen, aber doch begreiflich, weil alles schon dagewesen. Eindringlicher, gescheiter hätte ich diese kleine Persönlichkeit nicht zeichnen können. Hören wir zu bei „Jonathan“.

„Jonathan schläft schon lange. Unserer Mutter hatte seine Geburt das Leben gekostet. Jonathan war mein kleiner Bruder.

An einem Sommertag. Wir spielten im Garten an dem kleinen Teich. 'Jonny geht hinein', sagte er und hatte die Füße im Wasser. Er sagte: 'Ich will', nicht Jonny will. Es war noch nie dagewesen, daß er gesagt hatte, 'ich'. Einmal hatte er alle Blumen auf seinem Beet abgerupft und war eben dabei, sie in eine Grube zu legen, die er daneben gebuddelt hatte. 'Die Blumen sollen auch tot sein, ich kann sie nicht mehr sehen, die Sonne soll auch tot sein und du sollst weggehen.'

Einmal habe ich gesehen, wie die Nachbarskinder Begräbnis spielten. Ich wollte mir einreden, Jonathan habe auch Begräbnis gespielt und - ja, es sei eben ein Spiel gewesen. Aber nie wurde ich das Gefühl los, daß er dabei so traurig gewesen war wie ein Mensch überhaupt sein kann.

Einmal hatte uns der Vater einen Buchfinken geschenkt. Jonathan meinte, 'man sollte ihn wieder fliegen lassen'. Mittags war das Bauer leer. 'Ich', sagte Jonny. Damit war der Fall für ihn erledigt. Ich, seine Schwester, hatte doch am besten gewußt, wie sehr lieb er den kleinen Buchfinken gehabt hatte. 'Warum, Jonny?' 'Ich hab' ihn gefragt, ob er in den Wald will, da hat er etwas gesagt'! 'Und darum hast Du ihn freigelassen?' 'Ich hab ihn doch lieb und da darf ich ihm doch nicht weh tun'.

Bald nach dieser Zeit veränderte sich Jonathan sehr. Er wurde Räuberhauptmann. Er hatte eine Begabung, die gruseligsten Versteckplätze ausfindig zu machen. Als ob er sich nach der Räuberhauptmannszeit auf sich besonnen hätte, saß er nachmittags im Garten, den Kopf auf die Knie gelegt. Schließlich wies er auf eine Sonnenblume und meinte: 'Jeden Tag ist es gekommen, das Sonnenvöglein und heut' nicht mehr. Vielleicht wäre es nicht mehr schön gewesen, wenn es noch immer gekommen wäre'. Auf meine Frage, ob er nicht möchte, daß es wiederkomme, sagte Jonathan kopfschüttelnd: 'Nein, es soll schön bleiben'.

Als ich zehn Jahre alt war, kam ich in die Stadt. Ich hatte Heimweh nach Jonathan. Aber wenn ich in den Ferien nach Hause kam, war er verschlossen und fremd. Nach drei Jahren kam auch er in die Stadt ins Gymnasium. Er war ein großer, schmaler Junge geworden, dem das braune Haar immer wieder in die seltsam weiße Stirn fiel, so oft er es auch zurückkämmen konnte. Ein Bändchen Rilke - Verse, mit denen ich nichts anzufangen wußte, trug er immer mit sich herum. Als ich in das schmerzlich leere Haus des Vaters zurückkehrte, blieb er allein in der großen Stadt, die er haßte. Jonny kam selten nach Hause.

Eines Tages kam ein Brief von ihm, sehr sachlich wie immer, ich solle mir keine Sorgen machen. Daraufhin fuhr ich in die Vorstadtsiedlung. Da stand die Bank bei den Birken, auf der ich mit Jonny manchmal gesessen war. Sein Lieblingsplatz. Ich setzte mich zu einem etwa zwölf Jahre alten Mädchen, das ein feines Kettchen um den Hals trug. Das Mädchen blickte mich forschend an. An dem Kettchen Mutters Talisman. Seltsam. Wie konnte er die kleine Silberscheibe verschenken. Ich suchte nach einem Wort. 'Kennst Du Jonathan?' 'Ja', sagte das Mädchen ruhig, 'und Sie sind seine Schwester, das denke ich mir'. 'Ihr spielt wohl manchmal zusammen?' 'Nein', sagte das Mädchen erstaunt, 'aber Jonathan sitzt manchmal hier'. 'Dann unterhaltet ihr euch wohl?' 'Nein'. 'Ja, ja, er spricht ja mit niemand' meinte ich. 'Doch', sagte das Mädchen, 'das hat er mir geschenkt'. 'Und Du?' 'Ein Haar', sagte schüchtern das Mädchen, 'er brauchte es in der Physikstunde, sagte er. Weißt Du, was ein Sonnenvöglein ist, hat er mich gefragt. Nein, habe ich gesagt. Ein Schmetterling, golden, und der einmal nicht wiederkommt und seine Augen waren dabei irgendwo im Himmel, habe ich gedacht'. Ich strich dem Mädchen über das Haar und ging. Die Tür zu Jonathans Stube war verschlossen. 'Ich hab' ihn nicht weggehen sehen', sagte die Wirtin. 'Er war seit Tagen noch stiller als sonst und das hängt wohl mit seinen Herzschmerzen zusammen, die er manchmal hat. Gestern lag er zu Bett. Vielleicht schläft er jetzt auch, er schließt sich manchmal ein und gibt keine Antwort'.

Wir öffneten gewaltsam die Tür. Die Frau schickte ich weg. Jonathan hatte die Arme auf den Tisch gelegt. Ich trat behutsam zu ihm. War das ein Tagebuch, das offen auf dem Tisch lag? Ohne daß ich wollte, hatte ich auch schon gelesen: 'Dann habe ich gesagt, ein Sonnenvöglein ist ein Schmetterling, den man sehr lieb hat und der golden ist und einmal nicht wiederkommt'. 'Mein Herz hängt an einem goldenen Faden'. Ich wollte leise gehn, er durfte nie erfahren, daß ich dagewesen und in sein Geheimnis geblickt hatte. Ich stand schon an der Tür, kehrte um und faßte ihn an den Schultern. Er bewegte sich nicht. Ich hob sein Gesicht hoch. Die Augen waren geschlossen, der goldene Faden war abgerissen.... Lieber, kleiner Jonathan."

Wir haben die Geschichte von Jonathan erlebt, in einfachen Worten ergreifend geschildert. Jonathan ist, bis auf wenige abweichende Merkmale, wie mein Michael. Jetzt ist es nicht mehr ganz leicht für mich, meine Notizen in eine, meine Erzählung zu formen. Es muß gar nichts mehr zu Papier gebracht werden. Oder doch? Alles ist schon einmal gewesen. Doch, ich will diese, meine Gedanken so niederschreiben, wie sie jetzt vorliegen. Mein Michael hätte überlebt, nicht so zerbrechlich, wäre eingetreten in eine ungewisse glücklich-unglückliche Zukunft. Es kann aber aber schon besser so sein, wie wir in „Jonathan" erfahren haben. Vielen Dank an Elly Popp!

Anne Alpert

Banges Fragen

Hast du nie Zeit für die Zeit ?
Nie Liebe für die Liebe,
kein Leid für das Leid ?

Kennst' keine Tränen für die Tränen ?
keine Hoffnung für die Hoffnung,
kein Sehnen für das Sehnen ?

Fühlst du nie Schmerz für den Schmerz ?
Nie Glück für das Glück,
kein Herz für das Herz ?

So bist du mit dir nur bei dir ?
Wer will uns erquicken ?
Ach, wie beladen sind wir ?

Wolfgang M. Klingler

Gemeinsam allein

Die beiden kamen
auf die Station
Hand in Hand,
sie war eine echte Schönheit
mit ihrem langen blonden Haar.

Er begleitete sie
zu jeder Untersuchung,
wich nie von ihrer Seite,
war morgens der erste
und ging abends
weit nach Mitternacht.

Als wir ihnen sagen mußten,
daß es ein Karzinom
des rechten Eierstocks sei,
beschlossen sie alles
gemeinsam durchzustehen, und
waren voller Hoffnung und Zuversicht.

Nach der ersten Chemotherapie
fielen ihr die blonden Haare aus,
nach der zweiten Chemotherapie
sah sie aus wie eine alte Frau,
nach der dritten Chemotherapie
kam ihr Freund nicht mehr.

Nach der vierten Chemotherapie
starb sie um 0.04 Uhr
gemäß dem Totenschein
im Einzelzimmer am Ende des Flurs.

Elisabeth Gallenkemper

Lohnt es denn,
Chronik zu schreiben,
Chronik der Schmerzen?

Alle Tinte
wäre längst verbraucht,
Schmerzen zu Tinte erstarrt.

Vielmehr lohnte es sich,
Freuden in Bibliotheken
zu sammeln.

Regale der Kinderbücher
würden überquellen.
und davor stünden Erwachsene.

Erika Eichhorn

Schöne Seele

Deine Schönheit
erleben zu dürfen
den Frieden
schimmern zu sehen
auf deinen Wangen
wissend um das Leiden
in deinem geschundenen Körper
war mir ein Geschenk
ich danke dir

Oswald Andreas Bührer

Ferngespräche

Sie sagte ihren Namen nicht, sie sagte einfach „Hallo"; das genügte, um sie zu erkennen. Ohne Umschweife, in sachlichem Ton, so, als ob das Ganze sie nichts anginge, berichtete Julia, sie habe Brustkrebs, die linke Brust sei amputiert worden, die dritte Serie Chemotherapie habe sie eben überstanden, allerdings seien ihr die Haare auf dem Kopf und sonstwo ausgegangen. Sie legte eine kleine Pause ein, wie um mir Gelegenheit zu geben, Luft zu holen und fuhr dann fort: Der Arzt habe ihr verboten, weiter in die Schule zu gehen, am besten sei, sie lasse sich pensionieren, sie müsse sich das noch überlegen. Sie sei froh, mit mir am Telefon gesprochen zu haben. Sie werde gelegentlich wieder anrufen. Ohne mir die Möglichkeit zu lassen, etwas zu erwidern, legte sie auf. Ich war wie betäubt. Dann versuchte ich, mir Julia ohne Haare und ohne linke Brust vorzustellen. Ausgerechnet die linke! Die Brustwarze saß dort etwas schief auf dem festen, spitz ausgezogenen Hügel, was ich - warum auch immer - belustigend gefunden hatte. Das war einige Jahre her.

Als wir uns das erste Mal bei einer Einladung begegneten, sahen wir uns wortlos an und erschraken; wir gingen uns anschließend lange Zeit aus dem Wege, versuchten, dem Blick des anderen auszuweichen. An einem Theaterabend standen wir unvermittelt voreinander. Keiner sagte ein Wort. Unsere Augen hielten einander fest. Julia seufzte. Während ich wie angewurzelt stehenblieb, holte Julia in der Garderobe ihren Mantel, kam zu mir zurück und sagte mit fester Stimme: „Komm". In den folgenden Wochen kamen mir immer wieder Zweifel, ob das auch wahr sei, ob ich nicht nur träume. Dann, ohne Vorwarnung, ohne nähere Erklärung sagte sie, sie müsse zu ihrem Mann zurück, wir könnten uns nicht mehr sehen. Ich hatte nicht gewußt, daß sie verheiratet war. Ich stand da wie Frau Lot, während die Türe hinter Julia ins Schloß fiel.

Ab und zu rief sie an und wollte merkwürdige Dinge wissen: Wie viele Kilo ich wiege, wie viele Stunden ich wöchentlich im Büro sei, ob die Aralie gedeihe. Versuchte ich, sie etwas zu fragen, legte sie einfach den Hörer auf. Nach einiger Zeit schwieg Julia völlig.

Und dann dieser Anruf. Ob sie noch verheiratet ist? fragte ich mich. In welcher Stadt sie wohl wohnt? Ich Trottel hatte sie weder nach ihrer Adresse, noch nach ihrer Telefonnummer gefragt. Mir war, als hätte sie mich eben erst verlassen.

Es folgten Wochen quälenden Wartens. Vergeblich versuchte ich frühere gemeinsame Bekannte ausfindig zu machen und über diese Julias Adresse zu erfahren. Ich wagte nicht mehr, abends wegzugehen, sagte Einladungen und Termine ab aus Angst, ihren Anruf zu verpassen. Der gewohnte Malt Whisky wurde nicht weniger, Julia mochte es nicht, wenn mein Atem danach roch.

Endlich ihre Stimme. Im Liegen seien die Schmerzen erträglich, die Chemotherapie sei eingestellt, die Lungenmetastasen hätten keine Wirkung gezeigt. Ungeduldig frage ich nach ihrer Adresse, ihrer Telefonnummer. Lange Pause. Dann: „Nein, die sage ich Dir nicht." Alles Bitten, Flehen, Beschwören - umsonst. Ich könnte vielleicht einen Spezialisten ausfindig machen? Ich höre ihr promptes, hartes „Nein".

Nach einer Weile des Schweigens: „Streichle mich, auch die linke Brust und das Haar."

Es fällt mir nicht schwer, meine Hände ihren Körper fühlen zu lassen.

„Meine linke Brust ist die gefühlvollere, ich glaube, die ist krank geworden, weil Du sie nicht mehr gestreichelt hast".

„Ich möchte zu Dir kommen."

„Du bist doch da, ich spür Dich."

„Bist Du allein, Julia?"

„Ich war immer allein, seit Du weg bist. Es ist schön so, die Rückenschmerzen spüre ich kaum noch. Ich glaube, ich werde gut schlafen. Ich bin sehr müde."

Der Hörer wird aufgelegt

Wieder vergehen Wochen. „Hier ist Julia." Ihre Stimme klingt mühsam. „Nimm mich in die Arme, streichle mich." Auf Fragen antwortet sie nicht. Ihr Atem geht schneller. „Es ist schön mit Dir." Nach einem Seufzer wird der Hörer aufgelegt.

Die Wochen danach sind schrecklich. Ich will die Geschichte nicht weiterschreiben. Welchen Sinn soll es haben, eine Geschichte zu einem Ende zu bringen, das von vornherein feststand?

Da kommt ihr Brief, meine Adresse in ihrer ebenmäßigen steilen Handschrift, auf der Rückseite des Umschlags ihre Adresse. Zwei Häuserblocks von mir entfernt! Ich darf zu ihr!

Hastig reiße ich den Brief auf. Eine gedruckte Karte mit ihrer Todesanzeige, eine Woche alt, unterzeichnet mit: „Die Hinterbliebenen."

Bodo Meyer-Venter

Gevatter Tod

Die großen Geister schon haben gefragt,
ob nach dem Tod ist Licht oder Nacht,

Und sollten dereinst mich Engel umschwärmen,
zuvor bleibt die große Angst vor dem Sterben,

Der Tod ist Gevatter, ihm kannst du vertrau'n,
er wird auch dir einen Hügel bau'n.

Der deckt die Gebeine, alleine dem Geist
das Göttliche die Erlösung verheißt.

Elisabeth Gallenkemper

An einen toten Sohn

Ein ruhig wiegendes Bett
war mein Leib,
ein Hort des Wachsens und Werdens.

Leises Wort
ins Dunkel geflüstert
ließ dich verharren,

und niemand zwischen dir und mir
als unser gemeinsames Blut.

Unsere Zeit währte nicht lange,
gemessen am Leben.
Unheil floß dazu.
Ein böser Wind oder ein Geist
entführte das Leben
deckte es zu,
als habe es nie
Lieder und Worte gegeben,
die nur *meinem* Herzen entsprangen.

Waldemar Hornbacher

Die Krankheit sitzt,
wie ich es weiß
nicht nur im Körper,
nein, im Geist!

Ruth Aguilar

Sabrina -- ein Schicksal zieht vorüber

Ich komme nach dreißig Stunden Dienst im Krankenhaus zurück nach Hause. Die letzten Stufen bis zu meiner Wohnung werden fast unerträglich. In mein linkes Handgelenk schneiden sich die Plastikriemen von zwei Einkaufstüten ein, rechts trage ich eine Tasche mit Krankenakten, die bis morgen diktiert sein müssen, und um den Hals baumelt mir meine Handtasche. Irgendwie stemme ich die Wohnungstür auf, ohne etwas ablegen zu müssen. Endlich fällt die Tür hinter mir ins Schloß. Noch in der Garderobe lasse ich die Akten neben dem Schirmständer zurück und zerre die anderen Taschen weiter bis in die Küche. Ein Apfel und zwei Brötchen kullern über die Fliesen. Egal. Und die Milch kann ich auch noch nachher in den Kühlschrank stellen.

Da liegt noch ein Stoß alter Ärzteblätter auf dem Tisch. Während der letzten Wochen war ich nicht zum Durchsehen gekommen. Ich reiße mir pflichtschuldig die Weiterbildungsartikel heraus und hefte sie in einen Ordner, um sie irgendwann einmal zu lesen. Dann sehe ich auch diese Anzeige im Feuilleton, „Ärzte schreiben". Es werden Gedichte und Texte gesucht. Der Titel des Bandes soll „Schicksale ziehen vorüber" lauten. Letzte Nacht war es wieder eines. Und Sabrina ist erst zwanzig Jahre alt.

Gestern abend stehe ich gerade in der Teeküche und esse über der Spüle einen trockenen Marmorkuchen, als sich mein Funk meldet. Ich würge den Rest meines staubigen Abendessens mit einem Schluck Wasser hinunter und eile ins Aufnahmezimmer.

„Guten Abend", begrüße ich die Patientin auf der Untersuchungsliege und stelle mich vor. „und Sie sind Frau -?" - „Sabrina Belic", antwortet sie. Sie ist noch ziemlich jung, ein draller, stabiler Typus, ein wenig grobknochig von Gestalt, ein bißchen zu dick. Dunkelblonde halblange Haare umrahmen das eigentlich recht hübsche Gesicht. Sie erwidert meinen Blick. „Und worum geht es bei Ihnen?" -"Ich habe so Brustschmerzen, so stechend. Und dann kann ich gar nicht mehr tief durchatmen." -„So wie Seitenstechen?" - "Nein, anders, viel schlimmer. Ich kriege dann fast keine Luft." - „Und wie ist es im Augenblick?" - „Jetzt ist es weg. Aber zu Hause war es ganz arg, deshalb sind wir ja gekommen und auf dem Herweg war es auch noch." -„Ist vielleicht eine Anstrengung vorausgegangen?“ - „Nein, ich lag gerade auf dem Sofa und wollte fernsehen. Da kam es plötzlich. So richtiges Stechen und Drücken," und sie deutet unter ihre linke Brust, und dabei habe ich kaum atmen können. Irgendwas muß doch am Herz oder an der Lunge sein, sonst käme das doch nicht immer wieder." -„Ach, Sie hatten das schon öfter?" „Hm, seit knapp drei Jahren. Ich war deswegen auch beim Hausarzt, aber der konnte nie 'was finden.“ - „Und das sagen Sie mir jetzt erst. Was sind denn für Untersuchungen gemacht worden?“ - „Also letzten Monat war ich zum Fahrrad-EKG und zur Blutabnahme, da war alles in Ordnung. Und vor ein paar Monaten war EKG, Röntgen und Lungenprüfung. Auch alles gut.“ „Mit ziemlicher Sicherheit werden wir dann auch nichts finden. Ihr EKG hier bei uns ist völlig unauffällig.“ -„Ich will ja auch gar nicht hier bleiben. Jetzt geht's mir ja wieder gut.“

„War denn eigentlich irgend etwas damals vor drei Jahren, als die Beschwerden erstmals auftraten, ich meine irgendwelche Probleme zu Hause oder mit dem Freund oder in der Schule?“ - „Nein, also mit den Eltern habe ich nicht so viel Kontakt, da gab’s schon mal Probleme, aber mit meinem Mann ist alles in Ordnung, der hält zu mir." „Sie haben Kinder?“ „Nein. - Also, ich hab' keines mehr. Es ist tot. Es ist vor drei Jahren gestorben.“

Einen Augenblick bin ich wie versteinert.

„Frau Belic, dann ist das alles für mich nicht mehr erstaunlich. Sie haben diesen Verlust noch nicht verwunden. Vielleicht ist es Ihnen gar nicht bewußt geworden, wie sehr Sie das noch beschäftigt, und Sie haben versucht, den Schmerz zu verdrängen.“ Ich setze mich zu ihr. Ich merke, wie sehr mich das selbst berührt. Nein, zu tief darf ich nicht mitfühlen, darf mich nicht mit ihrem Drama identifizieren, denn sonst kann ich ihr keine Hilfe sein. Zu wissen, daß es um jemand anderes geht, um einen Menschen, der einem letztlich fremd bleiben wird. Um ein Schicksal, das vorüberzieht. Diese Distanz ist ein wichtiges Mittel, sich selbst zu schützen. „Haben Sie denn jemanden, mit dem Sie darüber sprechen können?“ - „Ja, also eine Kollegin. Deren Sohn ist auch am plötzlichen Kindstod gestorben.“ In ihr Gesicht ist eine fleckige Röte geschossen, die Mundpartie ist verkrampft, als ob sie die Zähne zusammenbisse. Die mühsam errichtete Fassade beginnt zu bröckeln. „Es war furchtbar. Plötzlich lag der Johann abends tot im Bett. Ich wollte ihm gerade das Essen geben. Zuerst hab' ich's gar nicht kapiert und dachte, er hat einen Schock oder liegt im Koma. Er war noch ganz warm. Ich hab' nicht geglaubt, daß er tot ist. Er war doch erst fünfzehn Monate alt." - „Macht Ihnen deswegen irgend jemand Vorwürfe oder quälen Sie sich vielleicht selbst mit Schuldgefühlen?" - „Nein, also meine Eltern haben nichts gesagt. Ich denke, die waren froh, daß ich dann wieder arbeiten gehen konnte." -„Und ihr Mann? War es sein Kind oder von einem früheren Partner?" -"Nein, seines. Er tröstet mich, aber Männer nehmen das alles irgendwie leichter. Er denkt, daß es Schicksal ist." - „Und was denken Sie?" - „Ich weiß nicht. Wenn ich vielleicht nur einen Augenblick früher gekommen wäre, er war doch noch warm... Aber es muß weitergehen im Leben." Ihre Augen haben einen feuchten Glanz angenommen und sie muß übermäßig oft blinzeln, um die drohenden Tränen zu unterdrücken. Ich lege meine Hand auf ihre runde Schulter. „Nur noch ein paar Worte, und die ganze Traurigkeit fließt aus Ihnen heraus. Weinen kann befreien, und Sie haben ein Recht dazu, nach all dem, was geschehen ist." Sie krümmt sich, beugt sich nach vorn und schluchzt los. Ich habe unwillkürlich die Assoziation, daß es so aussieht, als müsse sie sich erbrechen. Meine Hand tätschelt und streichelt ihren starken Oberarm, und ich weiß, daß ich das im Augenblick mehr zu meinem als zu ihrem Trost tue. Ich rede laut, was mir in den Sinn kommt, analysiere die Situation, um nicht im Strudel der Hilflosigkeit und Depression verloren zu gehen. „Sie verlangen viel Stärke von ihrem Mann, und sicher wird ihn das oft überfordern. Ich glaube auch kaum, daß Sie das ohne fremde Hilfe schaffen können. Haben Sie schon mal daran gedacht, einen Psychologen oder eine Selbsthilfegruppe aufzusuchen?" - „Bis jetzt noch nicht." „Würden Sie diese Möglichkeit akzeptieren? Und würde ihr Mann da mitziehen?" - „Hm, warum nicht?" Sie hat sich wieder ein wenig gefangen, schneuzt sich und schaut kurz auf. „Dann sollten wir ihn dazuholen und die weiteren Dinge gemeinsam besprechen."

Herr Belic ist auch erst Anfang zwanzig. Ein großer breiter Kerl mit schwarzen Haaren und runden dunklen Augen, aus denen etwas Gutmütiges strahlt. Das beruhigt mich ein wenig. Als er den verheulten Blick seiner Frau sieht, legt er sofort tröstend seinen riesigen Arm um sie. Auch das beruhigt mich. Aber trotzdem ist dem Frieden bei einem sehr jungen Ehepaar, dem vor drei Jahren das Kind gestorben ist, nicht zu trauen. „Ich habe von ihrer Frau erfahren, daß sie ihren Sohn verloren haben, und ich sehe die Beschwerden, über die sie klagt, damit im Zusammenhang. Sie hat den Schmerz sicher noch nicht verkraftet, und ich empfehle Ihnen beiden, eine Selbsthilfegruppe aufzusuchen, damit sie sich mit anderen betroffenen Paaren darüber austauschen können und so das Problem allmählich bewältigen." - „Ich mache alles, um meine Frau zu helfen." antwortet er mit einem Akzent, den ich nicht gleich einordnen kann. „Letzte Zeit bei uns zu Hause ist furchtbar. Ganze Tag habe wir Krach, weiß nicht warum. Wie ich sie am Anfang hier in Deutschland kennengelernt hab, war alles noch ganz anders mit uns beide. Es war so schön: ich komme von Kroatia und finde gleich eine Frau und hab eine Familie." Sie fängt wieder an zu schluchzen, und er drückt sie an sich wie ein kleines Tier.

„Alles voll mit Probleme. Die Arbeit, da hat sie Probleme, weil die letzte Monate so viel krank. Der Chef hat gesagt, wenn so weitergeht, sie muß gehen. Und bei mir zu Hause, sie ist schnell böse auf mich und aggressiv. Ich weiß nicht mehr, wie es weitergehen soll, ich weiß nicht, für was das alles. Wenn ich morgens auf die Arbeit gehe, wenn ich an die Maschine stehe, frage ich mich, warum. Sie arbeiten hier und wisse, für was." Einen Augenblick hält er inne. Er hat recht. Ich hatte mir nie Gedanken darüber gemacht, hatte es stets als Normalität aufgefaßt, daß man von seiner Arbeit soweit überzeugt sein müsse, sie für sinnvoll und wichtig zu halten. Was hält einen aufrecht trotz Streß und unbezahlter Überstunden, die ganz selbstverständlich erwartet werden? Daß man mit Menschen zusammenarbeitet und von ihnen etwas zurückbekommt. Und das Gefühl, in mancher Situation so gehandelt zu haben, wie niemand anders es gekonnt hätte. Daß man im Leben an der richtigen Stelle steht.

Wie soll ich den beiden helfen? Während ich noch überlege, was ich sagen könnte, redet er weiter. „Dann habe wir überlegt, ob wir ein Kind adoptiere wolle, aber mit all die Probleme doch besser nicht." -"Wieso adoptieren?" - „Ah, hat sie nicht gesagt? Funktioniert nicht mehr, weil die Gebärmutter muß raus wegen der starke Blutung bei die Geburt. Sie hat die ganze Blut verloren, und ohne Operation, hat der Doktor gesagt, sterbt sie. - Aber is egal ohne Kinder. Vielleicht kann man später eins adoptieren, jetzt besser nicht."

Sabrina weint hemmungslos. Er drückt ihr Gesicht an seine Brust und küßt ihr Haar. Nein, für sie ist es überhaupt nicht egal, daß sie nie mehr ein eigenes Kind haben wird. Mit zwanzig schon am Ende ihres Frauenlebens. Und einen anderen Sinn und Halt als die eigene Familie kann sie sich offenbar nicht vorstellen. Wie sollten die beiden einem Kind Sicherheit und Stabilität bieten, wo sie doch beides selbst so dringend suchten? Er scheint froh zu sein, sich endlich einmal aussprechen zu können, all das Aufgestaute hinauslassen zu dürfen. Fast ohne Pause erzählt er weiter. „Und ihre Eltern, die interessiere sich ein Scheißdreck für sie. Die frage nie, wie's geht, auch nicht, wie wir noch dort gewohnt habe. Die Familie is eine große Katastrophe. Bei meine is es ganz anders, die liebe die Sabrina mehr wie die eigene Eltern. Die junge Frau weint leise, nur manchmal ist ein Schluchzen zu hören. „Manchmal boxt und schlägt sie mich, aber ich bleibe nur still und mache nix. Und wenn sie wieder viel weint, ist es nachher besser. Da hat sie wieder Ruhe und kann lachen. Ich will was sagen, is ein große Geheimnis, Sabi, kann ich sage?" Sie nickt, läßt irgendetwas Unverständliches hören und nickt wieder. Er zieht sie noch mehr an sich und fährt fort. „Ich glaube, viel Schuld ist der Vater. Was der gemacht hat viele Jahre mit seine Tochter, das darf ein Vater nicht mit seine Kinder. Sie verstehe, was ich meine?" Er wagt es nicht auszusprechen, und ich will es kaum glauben. Da liest und hört man es oft in den Medien, Kindesmißbrauch, und nun steht da ein Opfer vor mir. Eine junge Frau, in deren Leben schon so viel kaputt ist, daß es kaum noch repariert werden kann. Ich bin erschrocken, bestürzt. Hier liegt der Schlüssel zu allem. Hat ihr denn niemand geholfen, konnte sie sich denn nicht wehren? „Der is ein große Sau, und die Mutter hat alles gewußt und gesagt, die Sabi macht die Familie kaputt. Was kann sie da alleine machen?"

Ich versuche, sie zu verstehen, und weiß doch, daß ich es nicht kann. Ich weiß nicht, wie es ist, wenn man sich wirklich wertlos fühlt. Wenn man voller Wut und Traurigkeit ist und dabei keine Reserven hat, aus denen man schöpfen könnte. Wenn man statt Stolz und Menschenwürde nur tief empfundene Minderwertigkeit und Ohnmacht kennt. Nein, ich kann da nicht mitreden. Verschuldet von denjenigen, denen man als Kind ausgeliefert ist. Und dann noch die Kränkung ihres Selbstwertgefühls, - falls sie je eines hatte, - durch ein tragisches Schicksal. Erst steril werden und dann auch noch das einzige Kind verlieren. Einen Augenblick schießt mir durch den Kopf, von wem der Kleine gewesen sein könnte. Ich will es nicht wissen, was würde das ändern?

Niemals konnte Sabrina eine weibliche Identität entwickeln. Nicht geliebt und beschützt als Tochter hält sie sich selbst nicht für liebens- und schützenswert als Frau. Jeden, der ihr Liebe und Respekt entgegenbringt, wird sie solange strapazieren, bis er aufgibt. Muß aggressiv sein gegen ihren Mann, diesen großen Jungen, der selber eine Stütze bräuchte, bis auch er brutal gegen sie wird, falls das nicht schon geschehen ist.

Ich kann mir niemanden vorstellen, der dringender psychologische Hilfe braucht als sie.

Das sage ich den beiden auch, und wie wichtig es ist, daß er in die Therapie miteinbezogen wird. Damit sie es wirklich in Angriff nehmen und die Chance nutzen, die ihnen noch bleibt. Sie scheinen willig und motiviert in diesem Augenblick der Verzweiflung. Was heißt das schon? Nachher kommt wieder der Alltagstrott, und der Irrtum, mit gutem Willen alleine könnte sich alles wenden, läßt sie den Weg auf den Trümmern fortsetzen. Arm in Arm gehen sie hinaus. Er beinahe lächelnd, sie gefaßt, mit noch roten, aber getrockneten Augen. „Alles Gute, ich hoffe sehr, daß sie es schaffen." Ich bin froh, daß ich Zeit für sie gehabt hatte. Kein Herzinfarkt, keine Embolie und kein anderer Notfall war dazwischengekommen. Es gibt so viele Arten von Notfällen. Diesen hier hätte man leicht übersehen können.

In dieser Nacht kommen noch einige Zugänge. Ich werde sie bald vergessen haben. Sabrina nicht. Aber man muß sich weiter konzentrieren und die Arbeit tun. Nur wenn zwischendurch mal Leerlauf ist, hänge ich meinen Gedanken nach, und sie drehen sich immer nur im Kreis, ohne Anfang, ohne Ende, ohne Lösung.

Schließlich kommt der Morgen, wie er immer irgendwie kommt. Und mit ihm kommen die Pläne für den kurzen Tag im Dienstfrei. Bürogänge, Einkäufe, Autowerkstatt und unzählige Kleinigkeiten, wobei man weiß, daß man höchstens die Hälfte schaffen kann. Am späten Vormittag kurz vor Geschäftsschluß verlasse ich die Klinik. Noch hastig ein paar Lebensmittel einkaufen und dann nach Hause. Die Tüten in den Kofferraum, den Zündschlüssel umgedreht. Das Autoradio geht dabei gleich mit an, und der Song „Don't worry be happy" klingt mir entgegen. Ich kann es heute nicht hören.

Renate Myketiuk

Zu späte Einsicht

Ach, wär'n die Beine schneller doch gelaufen
Zu dir, du wartetest aufs Wiedersehn;
stattdessen wollt' ich einfach Blumen kaufen,
der Wind, er sollte sie hinüberwehn.

Ach, hätte ich nur einmal deine Tränen
in meiner Hände Schalen aufgenommen;
ich wollte deine Schuld nicht mehr erwähnen ---
wie gern würd ich in deine Hütte kommen.

Warum nur war mein Mund so zugeschlossen,
obwohl du horchtest an der offnen Tür;
ich hab' sie ungewollt dann zugestoßen ---
in Träumen kommst du lauschend oft herfür.

Einst batest du, ein wenig zu verweilen,
doch ich gab an, die Zeit, sie springe weg;
Ach, könnt ich meine Zeit mit dir noch teilen
und weben zu dein'm Herzen einen Steg.

Anne Alpert

Fata Morgana !

Dein Leben ist keine Party,
Deine Liebe ist kein Sex,
Deine Treue ist keine Schau.
Was suchst Du noch hier
in dieser Wüste !
Eine Oase ?

Wilhelm Pilgram

Im Feuer der Tage

In jenem Sommer war es, vor zwei Jahren, daß sie mit einem Knoten in der Brust und einem gewaltigen Optimismus in die Praxis eines Arztes ging. Es wurde die Entfernung des Tumors, darauf die des Organs und der Drüsen erforderlich. Wie sooft in dieser Zeit erklärte man ihr, es sei jetzt alles in Ordnung. Man habe getan, was man konnte; sie könne von Glück reden! - Natürlich hatte man das getan, was man konnte. Wer tut schon gerne, wenn er etwas tut, das, was er nicht kann? - Es gab auch einen Menschen, der ihr den Befund mitteilte, wie er wirklich war und dazu sagte: Leben sie einfach! Nach der ausgestandenen Behandlung, die wie strenge Verhöre in einem Gefängnis schnell wieder zu den vergessenen Akten gelegt wurde, fing sie an zu leben. Einen kleinen kosmetischen Produktionsbetrieb hatte sie ganz alleine in den Jahren ihrer Scheidung aufgebaut. Sie war zu einem genügsamen Reichtum gekommen, weil sie sich um alles selber kümmerte, angefangen von der Erstellung der Salben und Lösungen bis hin zum Vertrieb. Selbst die Vorführung von Anwendungen und Kurse der Selbstbehandlung gestaltete sie. Es kam die Weltreise auf einem Luxusdampfer. Sie hatte den Platz als Kosmetikerin angenommen und verband so das Erleben fremder Länder und Kulturen mit dem Verkauf und der Anwendung ihrer Produkte. Doch fielen zwischen die täglichen Pflichten auf dem Schiff auch geruhsame Stunden voller Gespräche, Kennenlernen, Muße und Freude. Die Krankheit war in den Hintergrund getreten, wenn auch der morgendliche Blick in den Spiegel immer das Leid des betroffenen und nie mehr vollkommenen Körpers deutlich machte. Die Glut tropischer Sonne, die Farbenpracht südlicher Marktplätze, der Rhythmus afrokubanischer Gesänge und Tänze, alles überdeckte die Angst vor dem, was in seltenen nächtlichen Stunden in das Wachsein wie ein Schwarm gefräßiger und todbringender Heuschrecken einfiel. - Es halfen die angekauften Zeiten von Zärtlichkeit in den Armen eines jungen Menschen über die Traurigkeit hinweg. Zwar ging der Selbstbetrug immer mit dem Verlassen des Ankerplatzes oder Wegstecken der Geldbörse zu Ende, konnte aber wie das Pflücken einer Hibiskusblüte wiederholt werden. Das Verwelken war zwar nicht zu umgehen. Es sollte im Feuer der Tage geschehen. - Eine Reise war die letzte. Auf der kleinen Mittelmeerinsel vor der afrikanischen Küste traten die starken Schmerzen auf und der Verfall deutlich zu Tage. Es gab noch Menschen, die der Gezeichneten vom Rollstuhl in das Flugzeug halfen, doch das Winken auf die versinkende Startbahn war wie ein Abschiednehmen vom Glück und dem Glanz der Erde. -

In der Heimat führte der Weg sogleich in das Krankenhaus. Die Untersuchungen ergaben einen Knochenzerfall in der Wirbelsäule und damit den Verlust der Gehfähigkeit. Die Leber war weitgehend zerstört. Jetzt, wo sie spürte, daß die Zeit nach Tagen bemessen war, begann sie, ihr vergangenes Leben wie einen Teppich zu entrollen. Sie dachte an die früh gescheiterte Ehe und war glücklich darüber, daß ihr ehemaliger Mann sie mit seiner neuen Gattin regelmäßig besuchte. So erfuhr sie auch von ihrem einzigen Sohn, den sie mit dem zwanzigsten Lebensjahr aus dem Hause schickte. Er hatte ihr zu revolutionäre Gedanken gehabt, und es gelang ihr nicht, die Jugend dahinter zu sehen. Jetzt war er lange verheiratet, ein Enkelkind wuchs heran, und all dies fand in geordneten Verhältnissen statt. Es kostete sie große Überwindung, den Faden zu ihrer Vergangenheit und zu den Nächsten noch einmal zu knüpfen. Mag sein, daß die schwindenden Kräfte den seelischen Widerstand und die Barrieren zwischen den Familienteilen niederriß. - So war es einer der letzten hellen Tage in dem verbleibenden Leben dieser Frau, als sie den versöhnlichen Blick ihres Sohnes aufnahm und das frohe Lachen des Enkelkindes durch das vom Abschied gefüllte Zimmer schallte. Sie hatte sich lange dem Werben des Jenseits widersetzt. Aus der folgenden Nacht erwachte sie nicht mehr. Das spärliche Licht der Frühsonne fiel auf ein friedvolles Gesicht. -

Erika Eichhorn

Sicher

Wie sollte ich
Angst haben
vor dem Tode
lebe ich doch
in diesem Körper
nur meine Zeit

Ich bin
Teil
dessen
was gelebt hat
von Anbeginn

Ich werde
leben

Hildegard Buhmann

Den Tag versinken lassen
Stunde um Stunde
untätig in die kommende Nacht schauen
das Licht suchen,
die Wärme, die ich brauche,
die Kraft, die mir fehlt.
Hoffnung soll es geben,
das Licht,
das ich nicht mehr sehe.

Dieter Markert

Intensivstation
Hermes pompos

Es war mir wie ein Sehnen,
ein Traum, ein Hauch von Blut.
Von Ferne kams aus Böhmen,
mit Mantel, Stab und Hut.
Ein Ackermann, so sagt er
und sei deswegen hier,
die knochge Hand, die legt
aufs Herz mit Macht er Dir.

Und Deine Seele löst sich
vom Leib so erdenschwer,
fliegt heim nach langem Warten
und leidet nimmermehr!

Hildegard Buhmann

Ich schaue in tausend Gesichter
Dein Blick ist nicht dabei
ich höre tausend Stimmen
doch Deine ist verstummt
der Gleichklang unserer Schritte
ist verweht.

Massoud Atai

Blutschande

Die neue Patientin, die an diesem Freitag in meine Sprechstunde kam, war nicht angemeldet. Freitags war meine Praxis schon immer den Schwangeren vorbehalten. Bevor ich die Patientin in meinem Sprechzimmer empfing, warf ich einen Blick auf ihr Anmeldeformular. Ihren Namen hatte sie mit Monika T. und als Geburtstag den 18.12.1974 angegeben. Als Datum ihrer letzten Periode war der 15.01.1992 eingetragen. Minuten später saß mir ein bildschönes, neunzehnjähriges Mädchen gegenüber, dessen Lächeln mich sofort an das der Mona Lisa erinnerte. Sie trug ihre seidig - goldenen Haare, die bis zu ihrer Taille reichten, offen. Ihre Augen waren hellblau, leuchtend und ruhig, wie ein tiefer See. Ihre Anwesenheit verbreitete im Raum einen angenehmen Duft, wie von wilden Blüten und fremden Blumen. Ich stufte sie sofort als «sehr nett» ein und dokumentierte diese Bewertung mit meinem Geheimzeichen auf ihrer Karteikarte.

Tränen standen ihr in den Augen, als ich ihr nach der Untersuchung zu einer Schwangerschaft in der achten Woche gratulierte. In ihrem Blick erkannte ich Freude, aber auch Besorgnis. Sie fragte mich: «Ist es möglich, daß Sie bei mir eine Fruchtwasseruntersuchung veranlassen?» Ich beantwortete ihre Frage mit der Gegenfrage: «Liegen familiäre Risiken in Form von Mißbildungen in der näheren Verwandtschaft von Ihnen oder Ihrem Partner vor?» Sie richtete den Blick zu Boden und verneinte meine Frage durch Kopfschütteln. Ich hakte nach: «Sind Sie in den letzten acht Wochen geröntgt worden, oder haben Sie irgendwelche Medikamente eingenommen?» Wieder schüttelte sie verneinend den Kopf. «Dann sehe ich auch keinen Anlaß, in Ihrem Alter eine derartige Untersuchung zu empfehlen.» Ich bemerkte eine gewisse Unruhe und Unbehagen bei ihr und schlug einen verbindlicheren Ton an. «Erzählen Sie mir bitte, was sie so beunruhigt», forderte ich sie begütigend auf. Sie hob den Kopf, schaute mir direkt in die Augen und sagte: «Der Vater meines Kindes ist mein eigener Vater!»

Es gelang mir nicht, mein Entsetzen völlig zu überspielen. Sofort fielen mir Berichte in den Medien über Vergewaltigungen von Kindern durch die eigenen Eltern ein. Aber auch aus meiner

Praxis waren mir verschiedene Fälle bekannt, und ich wollte mit ihr die Möglichkeit eines Schwangerschaftsabbruches erörtern. Als ob sie meine Gedanken ahnen und Angst vor entsprechenden Äußerungen meinerseits haben würde, fügte sie hastig hinzu: «Nein, nein, nicht was Sie denken. Es ist ein Wunschkind; ich, wir freuen uns sehr darauf!»

Ich war nicht imstande, in diese Richtung gehende weitere Fragen zu stellen. Automatisch veranlaßte ich Laboruntersuchungen, gab ihr die obligatorischen Ratschläge, informierte über die vorgeschriebenen Maßnahmen und vereinbarte für sie die Fruchtwasseruntersuchung bei der Humangenetik.

Obwohl alle ihre Untersuchungsergebnisse, einschließlich der humangenetischen, nichts Auffälliges ergaben, überfiel mich trotzdem ein eigenartig ungutes Gefühl, wenn Frau Monika T. oder «Mona Lisa», wie sie inzwischen von meinen Helferinnen genannt wurde, zu ihren vierwöchigen Untersuchungen kam. Peinlichst vermied ich jede Anspielung auf ihre Vaterbeziehung und hatte fast Angst vor dem Tag, an dem sie den Wunsch äußern würde, ihren Vater zu der nächsten Ultraschalluntersuchung mitbringen zu dürfen. Nach und nach minderten meine unbeabsichtigten, dennoch spürbaren Vorbehalte und Hemmungen zunehmend ihre Vorfreude auf ihr Baby, weshalb sie mich bei ihrem letzten Besuch um ein längeres, persönliches Gespräch bat. Meine Sekretärin vereinbarte mit ihr an einem Freitagnachmittag einen Termin. Nachdem die letzten Patientinnen gegangen waren und auch meine Helferinnen sich verabschiedet hatten, saßen Monika T. und ich uns an diesem Nachmittag im Sprechzimmer allein gegenüber. Wir waren beide nervös und sehr angespannt. Nach einer Weile holte sie tief Luft und begann zu erzählen:

«Ich habe das Gefühl, daß Sie nicht ganz unbefangen mit mir und meinem Zustand umgehen können, deshalb habe ich um dieses Gespräch gebeten, damit ich Ihnen meine Lebensgeschichte erzählen und meine Situation erklären kann.

Meine Kindheit war eigentlich nur in der Zeit unbelastet und schön, die ich mit meinem Vater verbrachte. Meine Mutter, selbst fast noch als Kind Mutter geworden, war bei meiner Geburt gerade fünfzehn Jahre alt. Es war eine ungewollte Schwangerschaft. Ich war ein unerwünschtes Kind, weshalb sie sich weder auf mich freute noch nach der Geburt um mich kümmerte. Mein Vater mußte von Anfang an Mutter- und Vaterrolle übernehmen. Seit ich mich erinnern kann, hat es bei uns fast täglich

Streit gegen. Mein Vater konnte es meiner Mutter nie recht machen. Obwohl er als städtischer Busfahrer einen Ganztagsjob hatte, mußte er sich nach Feierabend auch noch um den ganzen Haushalt kümmern, Einkäufe erledigen, putzen, waschen, kochen, einfach alles Notwendige tun. Meine Mutter, die bis zum frühen Morgen vor dem Fernsehapparat saß, trank und rauchte, wurde erst gegen Mittag wach. Danach verbrachte sie Stunden vor dem Spiegel, schminkte sich oder war mit dem Lackieren ihrer Fingernägel beschäftigt. Wenn ich ihr einmal etwas erzählen wollte oder eine Frage stellte, schickte sie mich immer mit dem Satz weg. <Laß mich in Ruhe und nerve mich nicht!> Gab ich einmal nicht nach, wurde ich verprügelt oder für den ganzen Tag in meinem Zimmer eingesperrt. Deshalb erwartete ich Tag für Tag sehnsüchtig die Heimkehr meines Vaters. Er nannte mich sein <Goldmädchen> und rief nach mir, sobald er die Wohnungstür öffnete. Dann lief ich ihm entgegen, als ob ich mit ihm eins werden wollte. Wir erlebten wunderschöne Stunden. Er spielte lange mit mir, bereitete mir das Abendessen und brachte mich ins Bett. Am schönsten waren die Gutenachtgeschichten, die er mir - alle selbst erdacht - jeden Abend erzählte; danach schloß er leise die Tür und ging ins Wohnzimmer. Die laute Stimme meiner Mutter, die schon leicht angetrunken meinen Vater anschrie und ihn auf ordinärste Weise beschimpfte, konnte ich trotzdem hören. Das einzige, was er ihr erwiderte, war: <Bitte nimm auf das Kind Rücksicht ! Sie kann uns hören!> Ja, ich hörte alles und fragte mich, warum er sie nicht zum Schweigen brachte, oder warum er sie nicht endlich aus dem Hause jagte: er war doch viel stärker als sie. Damals wußte ich nicht, daß mein Vater alles nur mir zuliebe erduldete.

Ich wurde eingeschult, und die ersten sechs Schuljahre gingen relativ schnell vorüber. Im Laufe der Jahre wurde meine Mutter immer ausfallender. Vielleicht war es aber auch so, daß ich mit zunehmendem Alter ihre rücksichtslose Art als immer unerträglicher empfand. In dieser Zeit begann sie, auch abends häufiger allein auszugehen. An solchen Abenden saß mein Vater im Dunkeln auf der Wohnzimmercouch, starrte auf die Wohnungstür, rauchte und wartete, bis sich der Schlüssel im Schlüsselloch drehte! Dann ging er ins Schlafzimmer. Von meinem Zimmerfenster aus sah ich im Laternenlicht immer wieder andere Autos, die kreischend wegfuhren. Mein Zimmer lag neben dem Schlafzimmer meiner Eltern und ich konnte hören, wie mein Vater meine Mutter zur Rede stellte und sie ihm unverschämte Antworten gab. Manchmal, wenn sie ihn zu sehr aufbrachte, gab er ihr eine Ohrfeige; meistens aber beendete er die unerfreulichen Dialoge mit der Bemerkung: «Du ekelst mich an! Sobald unsere Tochter erwachsen ist, jage ich dich zum Teufel!»

Sie können sich nicht vorstellen, wie ich das Erwachsenensein allein aus dem Grunde, daß er dann seine Androhung wahr machen würde, herbeigesehnt habe. Bald brachte meine Mutter ihre Liebhaber auch mit in die Wohnung. Dieser Zustand wäre für mich unerträglich gewesen, hätte mein Vater nicht so eindeutig zu mir gestanden. Er verließ das gemeinsame Schlafzimmer und zog in mein Zimmer ein, was mir nur recht sein konnte. Wir kümmerten uns nicht um die schrecklichen Dinge, die sie tat, und sie ließ uns in Ruhe. Jeden Morgen weckte mich mein Vater, brachte mir das Frühstück ans Bett und schickte mich zur Schule, bevor er selbst zur Arbeit fuhr. Nachmittags, wenn er heimkehrte, half er mir bei den Schularbeiten, und wir erzählten uns gegenseitig alle Neuigkeiten, die wir erlebt hatten. Er brachte mir Schach und Backgammon bei. Wir spielten Federball und Ping - Pong, gingen zusammen spazieren, besuchten den Zoo oder Kinos und fuhren gemeinsam in Urlaub. Überall sah man uns fröhlich Hand in Hand zusammen. Wir waren wie ein verliebtes Paar, das sich gesucht und gefunden hatte. Nachts erzählte er mir seine wunderbaren selbsterdachten Geschichten, bis ich einschlief. Öfters wurde ich tief in der Nacht durch Geräusche wach, die aus dem Schlafzimmer meiner Mutter kamen und begann vor Angst zu zittern. In solchen Augenblicken holte mich mein Vater zu sich und hielt mir die Ohren zu, damit ich das schreckliche Gelächter und Stöhnen aus dem Nebenraum nicht hören konnte. Ich schmiegte mich dann innig an seine Brust und empfand seine Wärme als angenehm. Er streichelte solange mein Haar, bis ich einschlief.

So erlebte ich mein vierzehntes, fünfzehntes, sechzehntes und auch mein siebzehntes Lebensjahr und hoffte, dieser Zustand würde ewig dauern. Unser Zusammenleben wurde von Tag zu Tag schöner und die Gefühle intensiver und tiefer. Ich war schon achtzehn, und die allermeisten meiner Freundinnen in meinem Alter hatten bereits Freunde; ich aber wollte alle Männer dieser Welt nicht gegen einen einzigen Tag mit meinem Vater tauschen.

Irgendwann, fast unbemerkt und von uns ungewollt, war aus unserer innigen Vater - Tochterbeziehung eine traumhaft schöne Liebesbeziehung geworden.

Man kann das als Blutschande oder Inzest bezeichnen, uns verdammen oder einsperren. Man kann unsere Beziehung mit Beispielen aus der griechischen Mythologie oder aus anderen vorchristlichen Zeiten vergleichen und versuchen, sie herabzusetzen, aber niemand wird die Echtheit und Größe unserer Liebe einschätzen und verstehen können!»

Frau Monika T. schwieg und schaute mich mit ihren großen blauen Augen an. Einige Sekunden vergingen schweigend. Mein Mund war trocken und meine Lippen klebten zusammen. Ich war außerstande, irgend etwas zu sagen, blieb gelähmt sitzen und konnte Frau T. beim Verlassen meines Sprechzimmers nur mit meinen blicken begleiten.

Ihren nächsten Termin zur Schwangerenvorsorgeuntersuchung nahm Monika nicht wahr. Auch sonst sahen und hörten wir nichts mehr von ihr.

In einer Zeitungsnotiz stand: In der Nacht vom 11. November tötete eine dreiunddreißigjährige Frau ihren Ehemann sowie ihre neunzehnjährige, hochschwangere Tochter durch mehrere Schüsse. Über das Tatmotiv ist die Polizei noch im Unklaren.

Hildegard Buhmann

Jeder wird ihn einmal gehen,
den Weg der Trauer.
Den dunklen, schweren, steinigen
Weg der Trauer.
Langsam und mühsam,
aber immer vorwärts,
dem Licht entgegen,
das in der Ferne leuchtet.

Anne Alpert

Vier Generationen

Oh, Du weit Fortgetragene !
Heute las ich in Deinen Briefen.
Heute erst kamen sie an
und sind doch schon lange geschrieben.

Nicht Nachricht waren sie mir,
nicht Trost, auch nicht Lob.
Sie waren mir, was Du warst. ---
Nur einmal noch antworten können !

Aber ich ließ Dich einst stehn.
Bemerkte wohl, wie Du mir nachschautest.
Doch ach, in der Fülle der Jugend
ahnte ich nichts
von dem Rhythmus der Generationen.

Heute nun stehe ich auch,
und schaue und schreibe.
Angst wird mir, wenn ich bedenke,
daß alles sich wiederhole.
Daß einst wieder Tränen fließen,
die ich nicht zu trocknen vermag !

Oh, Du weit Fortgetragene !
Nun weiß ich darum.
Auch Du lasest längst geschriebene Zeilen,
und ich wußte nicht
um die Einsamkeit Deines Herzens.

Karola Groch

Ein tragisches Schicksal

Jahre sind bereits vergangen, doch oft werde ich an Frau W. erinnert. Sie war genau so alt wie ich. Eines Tages saß sie in meiner Sprechstunde. Ich spürte, daß sie unglücklich war und das Bedürfnis zum Reden hatte. So erfand sie einige Befindlichkeitsstörungen, um meine Aufmerksamkeit auf sich zu lenken und wohl auch um meine Zuwendung zu erhalten.

Ich hörte ihr einfach zu. Nach der ersten Begegnung war ich ratlos. Doch sie kam wieder und faßte Vertrauen. Da brach es aus ihr heraus: "Mein Mann trinkt" Sie berichtete mir von ihrer Ehe.

Früher war ihr Mann aufmerksam und lieb, aber vor einiger Zeit habe er mit dem Trinken angefangen. Im betrunkenen Zustand war er unerträglich, die Freunde hatten sich schon von ihnen abgewandt und sogar auf der Arbeit sei er schon auffällig geworden. Später gestand sie mir, daß er sogar gewalttätig würde. Sie erschien einmal mit Blutergüssen in der Sprechstunde. Nun schlug ich ihr vor, mit ihrem Mann gemeinsam zu kommen - er lehnte ab.

Und sie brachte es nicht übers Herz, zum Betrieb des Mannes zu gehen oder bei der Polizei Anzeige zu erstatten. Später raffte sie sich auf: "Ich trenne mich von meinem Mann, ich halte es nicht mehr aus!" Ich bestärkte sie in ihrem Entschluß.

Welche Gewissensqualen mußte diese Frau durchmachen. Und ich war hilflos. Heute weiß ich um die Konflikte und die unlösbaren Probleme beim Zusammenleben mit einem Alkoholkranken. Frau W. kam nicht oft - nie ließ sie sich krankschreiben. Sie war eine fleißige Verkäuferin, außerdem wußten ihre Kolleginnen um ihr Schicksal, und das half ihr.

Aber wenn sie erschien, wiederholte sie den Plan, sich scheiden zu lassen. Sie mußte wohl trotz aller Mißhandlungen sehr an ihm hängen,- oder setzte er sie unter Druck? Jedenfalls fand sie nicht die Kraft, diesen Schritt durchzustehen.

Wieder verging eine lange Zeit, in der ich nichts von meiner Patientin hörte. Eines Sonntags im Notdienst wurde ich unter Angabe von vagen Gründen zu der Adresse dieser Patientin gerufen. Mich befiel eine unheimliche Ahnung und Angst.

Als ich dann die Wohnung betrat, lag meine Frau W. reglos am Boden des Schlafzimmers.

Jede Hilfe kam zu spät: offensichtlich Bruch der Halswirbelsäule durch Gewalteinwirkung.

Der Ehemann saß verstört am Tisch des Wohnzimmers. Mit gläsernem Blick stammelte er wiederholt: "Was habe ich getan?! Das wollte ich nicht!"

Wolfgang M. Klingler

Neuer Frieden

Irgend jemand
hat der alten Eiche
die am Friedhofseingang steht,
mit einem scharfen Messer
das Wort
Frieden
in den Stamm geritzt.

Und aus dem Wort
Frieden rinnt das Harz
wie Tränen
einer sterbenden Kreatur.

Wolfgang Hensel

Vertrauen

Manchmal denke ich an die
goldenen Tage der Freiheit,
doch Vertrauen benötigt keine Stütze.
Manche öffnen ihre Gedanken,
andere versuchen sie zu verstecken.
aber wir können uns nichts aussuchen
Manche verlöschen ihr Licht,
andere verfallen in großem Schmerz.

Ich glaube, ich weiß zu wenig
von der großen Liebe,
die eine Hälfte in mir zweifelt,
die andere ist sicher
den richtigen Weg zu gehen.

Manchmal denke ich
wir sind zu weit entfernt
und wissen nicht, wer wir sind.
Obwohl wir unser Bestes geben
sind wir voller Narben.

Du stehst vor mir in deiner Verzweiflung
und der Schmerz in deinem Körper
gibt dir die Ungewißheit,
wieviel Zeit benötigst du?

Wilhelm Pilgram

Und die Kinder?...

Alle drei Tage kam sie und holte das Rezept mit dem morphiumhaltigen Schmerzmittel. Dabei konnte sie kaum noch vor der Anmeldung stehen. Doch sie wollte kommen. Dies war der einzige menschliche Kontakt. Und die Schmerzen. Und die ständige Nässe in der Wäsche. Der Krebs wurde schon vor acht Jahren operiert. Und die Übelkeit, besonders beim haltlosen Rauchen des Ehemannes. Die Betäubungsmittel, sie waren ihr Halt. Und die zwei Minuten Gespräch vor der Anmeldetheke. Der Mann hatte die beiden Mädchen aus dem Hause gejagt. Die Partner der Töchter waren schuld! sagte er. Nie wieder die Kinder gesehen, die nun auch Kinder hatten. Die Großmutter erzählte davon vor ihrem Tod. Aber der harte Mann. Nie wieder wollte er sie sehen.-
Nun die letzten Tage. Der Mann besuchte sie wenig. Da war ihre Haushaltshilfe aus der Vergangenheit. Die nahm ihm das bißchen Zeit. Und für sie, die Mutter seiner Kinder, hatte er keine mehr. In den noch übrigen Stunden das schwere Atmen. Das schwere Denken.
Sie schaute die Nachtschwester an.
Es war so spät! - Zu spät! -
Und die Kinder? sagte sie .....

Von der Bestattung erfuhren sie nichts.
Ihn, den Mann holte die Zeit ein. - Ganz schnell! -
Nur Wochen danach. Und er schrie, als er allein war. Und die Kinder?

Zu spät erfuhren sie das Ende. -
Hat die Mutter von uns nie gesprochen??? -
Mehr als gesprochen! - Und die Kinder .....

Hildegard Buhmann

Ich suche Dich
stelle meine Füße auf harten Grund
halte fest mein Herz mit beiden Händen
lasse meine Augen wandern über nächtlichen Himmel
wo bist Du?
Erinnerung kehrt zurück
Dunkelheit umhüllt mich warm
ich fühle mich geborgen in Deinen Armen
Du bist da!

Anne Alpert

Wunschtraum

Ich möchte einmal aus mir aussteigen,
mir ein Liedchen zu geigen.
Ich möchte einmal aus mir aussteigen,
Um neu zu sammeln und zu füllen
in leere Hüllen.

Denn ich ziehe alles hinter mir her
wie eine schwere Schleppe,
und von Jahr zu Jahr wird es mehr !
Und reicht doch nicht
für eine Himmelstreppe.

Oswald Andreas Bührer

Eine Bahnfahrt

Sie rief nicht an, sie wollte Christine überraschen. Die Ärzte versuchten erfolglos, sie zum Bleiben zu überreden. Man sagte ihr, wie es um sie stehe; nichts half, sie beharrte darauf, aus dem Krankenhaus entlassen zu werden. Ihr war nur wichtig, nach Hause zu fahren, zu Christine; wenn sie dort wäre, würde alles gut sein.

Es war ihr recht, daß die Schwestern beim Einpacken ihrer Habseligkeiten halfen, alles war so anstrengend. Im Taxi zum Bahnhof schlief sie sogar ein. Das erste Mal in ihrem Leben fuhr sie erster Klasse mit der Eisenbahn, sie hatte Angst vor einem Abteil voller Menschen. Sie genoß es, Platz zu haben. Den Koffer hatte ihr der Taxifahrer in den Zug getragen, sie hatte ihn gebeten, das gute alte Stück nicht ins Gepäcknetz zu befördern, sondern es neben sie zu stellen. Bei der Ankunft könnte es ihr schwerfallen, den Koffer herunterzubekommen.

Als der Zug sich kaum merklich in Bewegung gesetzt hatte, breitete sich in ihrem Körper Wärme und Zärtlichkeit aus. Christine! Sie war auf dem Weg zu Christine. Sie wurde größer und größer, um genug Platz für das Glücksgefühl in sich zu haben. Auf dem Bahnsteig zwei winkende Kinder, wie weit weg waren ihre eigenen. Es war schön mit ihnen gewesen, schön, sie heranwachsen zu sehen, jetzt waren sie groß und tüchtig, brauchten sie nicht mehr. Sie war froh darüber. Manchmal kam sie sich für Augenblicke wie eine Rabenmutter vor, weil sie so wenig an sie dachte. Bisweilen riefen sie an, sie nahm teil an dem, was sie ihr erzählten, sie lebten in einer anderen Welt, nicht in der ihren. In ihrer lebte nur Christine. Ihr Mann war nur noch eine blasse Erinnerung. Als die Kinder klein waren, hatte er in seinem Beruf viel zu tun gehabt, ihr war es recht so, so konnte sie ungestört mit den Kindern zusammensein, Klavierspielen und mit anderen Frauen klönen. Irgendwann hatte er von Trennung gesprochen, der vielbeschäftigte Mann hatte eine - natürlich - jüngere Freundin. Sie hatte nichts dagegen, auch nicht gegen die Scheidung.

Eines Tages hatte sie Christine in einer Buchhandlung gesehen. Sie hatte ein Buch in der Hand und schien darin zu lesen.

Ihr von dunklen Haaren umrahmtes Gesicht wirkte entspannt, mit einem feinen Lächeln um den Mund. Sie hatte ein dunkelbraunes Kostüm an und eine gelbe Seidenbluse. Als Christine von ihrem Buch aufschaute, trafen sich ihre Blicke. Warme, braune Augen, in denen man ausruhen konnte. Sie verwickelte Christine in ein Gespräch über das Buch, das sie in der Hand hielt. Schließlich brachte sie es fertig, Christine zu einer Tasse Kaffee einzuladen. Ihr Herz klopfte, sie war glücklich.

Es folgten Verabredungen ins Kino, ins Theater, ins Museum, dann lud sie Christine zu sich nach Hause ein. Die Kinder waren in Ferien bei den Großeltern. Christine hatte ein blauseidenes Kleid an. Die mattgoldenen Schmuckstücke, die Halskette, der Armreif, zwei Ringe paßten wunderbar zu ihrem dunklen Teint.

Es war schon spät am Abend, als sie die samtartige Beschaffenheit von Christines Haut spürte und ihre Stimme noch dunkler, lockender wirkte, als sie bislang wahrgenommen hatte. Schließlich schliefen sie beide ermattet ein.

Am anderen Morgen erwachte sie von Christines streichelnden Händen. Beim Frühstück benahmen sie sich wie sehr junge Mädchen, kicherten und alberten herum, dann zog sie Christines Kleid an, diese suchte im Kleiderschrank nach einem passenden für sich; es war das herbstfarbene, ihr Lieblingskleid, das Christine schließlich wählte. So hatte die glücklichste Zeit ihres Lebens begonnen und dauerte an, bis sie ins Krankenhaus mußte.

Sie war immer noch glücklich, aber unendlich müde. Merkwürdig, es war doch erst Mittag und schon so dunkel.

Als der Schaffner die Abteiltüre aufschob und gewohnheitsmäßig die Fahrkarten verlangte, rührte sich die Frau am Fensterplatz nicht. Als er sie am Oberarm antippte, um sie zu wecken, fiel sie zur Seite. An ihren offenen, starren Augen sah der Schaffner, daß sie tot war.

Erika Eichhorn

Begleitung

Getragen
von deiner Sicherheit
geborgen
in deiner Begleitung
rüttele ich
an der Tür
zu dem Raum
voll von Entsetzen
in meinem Innersten

Die Tür wird sich öffnen
ich werde wissen
und du wirst da sein

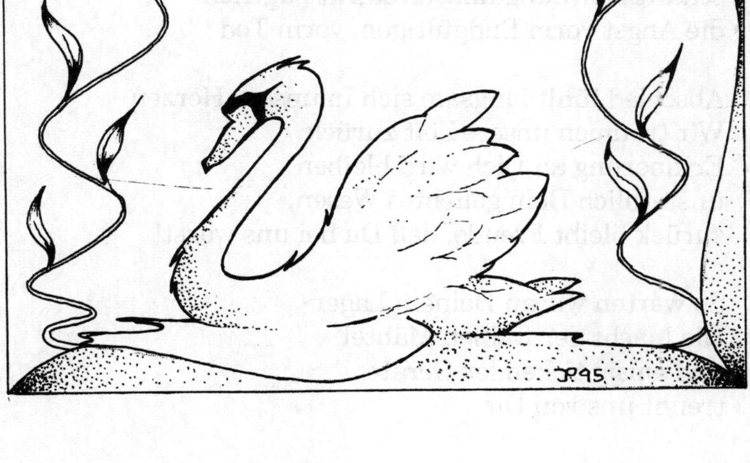

Wolf-Rüdiger Weisbach

Am Ufer

Für Marianne am 25.1.93

Ein Blitz im Zentrum Deines Seins
beendet in Sekunden Worte und Gedanken
beendet Deine Existenz
auf dieser Welt!

Nun liegst in weißen Laken Du fast
friedlich schlafend ,
gefaltet Deine Hände,
doch angehängt an lebensspendende Geräte,
ist Deine Reise am dunklen stillen Ufer
des großen Stromes erst einmal zu Ende.

Der Gleichtakt von Computern und Signalen
von Kurven, Zacken, die Dein Herz bewahren
der Strom der Salze, starker Drogen
der Rhytmus atemspendender Geräte
schafft Hoffnung und verstärkt zugleich
die Angst vorm Endgültigen, vorm Tod !

Abschied fühlt langsam sich in unsere Herzen
Wir träumen unsere Zeit zurück.
Erinnerung an Dich wird bleiben
unsterblich Dein geliebtes Wesen,
zurück bleibt Freude, daß Du bei uns warst!

So warten wir an Deinem Lager
Die Macht der weißen Mäntel
und emsig tickender Geräte
trennt uns von Dir.

Noch bleibt ein Rest von Hoffnung
genährt durch Fassungslosigkeit.
Doch unsre Herzen wissen es bereits:
Bald stehen wir im Schilf des großen Stromes
und winken Dir den Abschied zu !

Wolf-Rüdiger Weisbach

Zum Sterben geboren

Wir leben täglich
dahin
in atemlosem Tempo
unserer vergänglichen Zeit
und vertagen
unser Heute
in eine Zukunft,
die plötzlich endet,

Bevor sie begonnen hat

Rochus Turmann

das fenster

monotone wand,
ein rechteck
helle und dunkel
im spiel,

weißer rahmen,
ein ausdruck -
trauer und tränen
im antlitz.

graue scheibe,
ein zerrbild -
herbst und winter
in schatten.

gekreutes geviert,
ein leuchten
frühling und sommer
in farben.

spiegelndes glas,
zwei lippen -
lachen und freude
in liebe.

Sonja Ritz-Gottschalk

Meine Gedanken begleiten Dich.

Ich krame im Labyrinth meiner Erinnerung. Manches bleibt hinter dicken Nebelmauern verborgen, einiges zeigt sich nur zögernd, schemenhaft, anderes hingegen wird gebündelt, zeitrafferartig noch einmal durchlebt.

Ein junges Mädchen, Krankenpflegepraktikantin und Anwärterin auf einen Studienplatz der Medizin, steht am Bett eines leblos dahinvegetierenden Körpers und drückt mit einer großen Spritze abwechselnd Brei und Tee in eine Magensonde. Sie weiß nichts über die Kranke, konnte nie ein Wort mit ihr wechseln, und doch wird sie dieses Bild niemals vergessen.

Und dann dieser fette Frauenkörper, der die ganze Breite des Krankenhausbettes ausfüllt, dessen Geist und Bewusstsein sich schon längst in andere Ebenen zurückgezogen haben und aus dessen Mund immer wieder ein bittendes Gestammel nach Essen, Essen kommt.

Später dann die junge Stationsärztin, die immer wieder eine höhere Macht um Kraft und die richtigen Worte bat, bevor sie Todesurteile aussprach. Und jedesmal war ihr, als sei den Worten etwas von ihrer Grausamkeit und Kälte genommen.

Inzwischen ist sie in eigener Praxis tätig. Sie steht in einen Krankenzimmer. Im Bett eine bis zum Skelett abgemagerte Frau. Inoperabler Bauchspeicheldrüsenkrebs. Alles in Zerfall begriffen, nur der Geist noch wach und lebendig. Tag für Tag muss die Kranke die grausame Wahrheit von einem senilen, schamlos daherplaudernden Ehemann ertragen, der den täglich fortschreitenden Zerfall ihres Körpers gefühllos kommentiert.

Meine Gedanken sind bei Maria, so will ich sie nennen. Zuerst Maria, die Kämpferin, später Maria, das Opfer, die Leidende.

Tüchtige und verantwortungsvolle Lehrerin, wie ich aus längeren Gesprächen entnehmen konnte, dazu Mutter, Ehefrau und Hausfrau. Seit Jahren schon eine treue und anhängliche Patientin, die den langen Weg aus einer anderen Stadt zu mir nicht scheute.

Während einer massageänlichen Therapie, die sich über einen längeren Zeitraum erstreckte, kam es zu sehr persönlichen Gesprächen. Wir entdeckten viel Gemeinsames, ja, wir hätten Freundinnen werden können, wäre da nicht die unüberwindliche Schranke zwischen Patientin und Ärztin gewesen, welche eine persönliche Beziehung, die in einem solchen Fall immer auf Kosten der Objektivität qeht, verbietet.

Eines Tages dann kam Maria und zeigte mir zwei verdächtige Flecken an Nase und Hals. Sofort veranlasste ich Überweisung zum Hautarzt. Die Stellen wurden operativ entfernt und mikroskopisch untersucht. Dann die vernichtende Diagnose: Melanom, schwarzer Hautkrebs. Leider war der Tumor an der Nase bei der Operation nicht vollkommen entfernt worden, so daß in der Hautklinik nachoperiert werden musste.
Als sich Maria danach voller Sorge und Zweifel an mich wandte, weil sie ein drittes Mal operiert werden sollte, war ich sehr erschrocken. Die Stelle am Hals war gut verheilt, am rechten Nasenflügel jedoch klaffte, nachdem ich das Pflaster entfernt hatte, ein tiefer, hässlicher Krater.

Maria ist voller Angste und Selbstanklagen: „Meine Nase musste ja verunstaltet werden. Ich habe sie doch überall hineingesteckt. Das fing schon in meiner Jungmädchenzeit an, als ich heimlich die Liebesbriefe las, die meine Schwester von ihrem geliebten Freund bekam. Ich gönnte ihr das Glück nicht, und mit viel bösartiger Raffinesse schaffte ich es schließlich, daß diese Beziehung in Brüche ging." Und weiter fuhr sie fort: „Warum habe ich auch die Menschen mit sichtbaren Leiden oder Entstellungen immer so schamlos angestarrt? Jetzt leide ich selbst viele Male die Qualen, die ein solcher Blick hervorruft."

Maria redet und redet. Mehr und mehr Selbsterkennendes, Selbstanklagendes bricht aus ihr hervor.

Was soll ich ihr auch sagen, außer ein paar banalen, tröstenden Worten? Aber ich glaube, Maria erwartet nicht mehr von mir. Sie hat das, was diese Krankheit für sie bedeutet, erkannt.

Maria, meine Gedanken begleiten Dich auf Deinem Schicksalsweg.

Helga Rauch

Verzweiflungsschrei

Ich möchte lieben,
ich möchte leben,
möchte mich freu'n
und andern geben!

Doch
wenn mit Taten,
Worten,
Blicken,
nichts mehr zu geben ist?

Müssen wir uns schicken?

Was
ist der Sinn im Leben?
Was
ist Trost?
Oft sind's nur leere Worte. -

Vielleicht ein Blick?
Berührung liebevoll?

Ein trauriges Geschick nimmt
nichts
mehr an,
wenn Schmerzen die Sinne trüben.

Zu
schwach
zum Leben
und zum Lieben.

Hilflos
schmerzlich
muß man den Abschied fühlen.

Herma Rosenberger

Abgrundtiefes Jauchzen

Das eine hier - Ergebenheit und Hoffnung.
Schmaler Pfad zwischen Sein und Vorbei.
Dann das unabänderlich Letzte. Aus.
Erst einmal vorüber.

Getroffen und stumm vor Schreck ist man
schon wieder Konzentration und Erwartung.
Leben kommt.
Gesundes, schreiendes, schönes.

In zwei Stunden ein Blick in die
Dunkelheit
und in die trunkenen Farben eines Regenbogens.

Qualvolles, unerbittliches, helljauchzendes,
beglückendes Leben!

Ostern 1983
Beim Tod einer Patientin während der
Op und der Geburt eines Kindes
eine Stunde später

Elisabeth Gallenkemper

Am Straßenrand

Hochaufgeschossen
In beschädigter Rinde
Zahlreiche Narben
Blätter wie spitze Nadeln
Gerollt
Abstand haltend
Fruchtlos flachwurzelnd
Kärgliche Krone
Kreuzschwach
Allein stehend

Hildegard Buhmann

Meine Hand ist ruhiger geworden.
Meine Schrift ist wieder klar.
Meine kranke Seele, scheint mir, wird gesunden.
Das Gefühl ist wunderbar.
Erst jetzt, nachdem ich dies empfunden,
wacht Kraft und Hoffnung in mir auf.
Ich hab' so viel geschenkt bekommen,
nun sagt mein Herz: teile auf!

Renate Bergmann

Eine hektische Woche

Montag
Ich hatte nach meinem Sommerurlaub von einer Patientin einen Entlassungsbrief aus dem Krankenhaus vorgefunden.Ich entnahm ihm, daß Frau A. gestürzt war und eine Woche zur Beobachtung im Krankenhaus gelegen hatte. Ich wollte gleich am selben Tag nach ihr sehen, da die Patientin alleinstehend war.

Es war mein letzter Hausbesuch an diesem Tag. Ich klingelte, sie öffnete und blieb im Flur stehen. Ich sagte: „Ich habe den Entlassungsbrief aus dem Krankenhaus bekommen, wie geht es Ihnen denn?"

„Sie haben den Brief bekommen, das sollten sie aber gar nicht," entgegnete sie.

Darauf sprach ich ganz verwundert: „Ja, warum sollte ich denn den nicht bekommen?"

„Als ich gestürzt war und sie brauchte, waren sie im Urlaub. Man schickte mir dann eine andere Ärztin und nun gehe ich zu dieser".

Sprachlos legte ich den Krankenhausbericht auf den Tisch und sagte: „Ich wünsche Ihnen alles Gute, geben sie den Bericht weiter."

Ich ging die Treppe hinunter und dachte: „Zehn Jahre hast du die Rentnerin regelmäßig mit Hausbesuchen betreut. Am letzten Heiligen Abend hatte sie nach mir geschickt. Obwohl ich keinen Dienst hatte, habe ich ihr über die Einsamkeit dieses Tages etwas hinweggeholfen.

Im vorigen Jahr hatte ich während ihres Krankenhausaufenthaltes täglich ihre Blumen gegossen, weil sie niemandem im Hause ihre Wohnungsschlüssel anvertrauen wollte und sonst abgelehnt hätte, ins Krankenhaus zu gehen.

Nun nahm sie mir übel, daß ich im Urlaub war, als sie mich dringend brauchte!

Dienstag
Heute Vormittag verlief die Sprechstunde unauffällig, in der Mittagspause wollte ich noch einen Hausbesuch erledigen, und an-

schließend mußte ich einkaufen, denn der Kühlschrank war fast leer. Der Hausbesuch dauerte dann doch länger als geplant.

Die Rentnerin hatte eine Woche vor meinem heutigen Besuch ihren neunzigsten Geburtstag gehabt. Ihr siebzigjähriger Sohn bat mich bei meinem letzten Hausbesuch um ein Beruhigungsmittel für seine Mutter, da er Bedenken hatte, daß sie die Aufregungen der Feier sonst nicht überstehe. Nun berichtete mir Frau M., daß ihr Sohn an ihrem Geburtstag schon früh gegen sechs Uhr vom Notarzt eingewiesen worden war. „Er hat mir gar nicht gratuliert“, wiederholte sie immer wieder,und inzwischen war er verstorben.

Ich versuchte die Patientin zu trösten, aber es war sehr schwer.

Anschließend eilte ich durch die Kaufhalle.

Am späten Nachmittag fragten meine Jungens: „Was kochst du uns denn?“ Ich sagte: „Ich habe alles für Reis und Paprikaschoten eingekauft.“ Wir suchten alle drei, aber keiner fand die entsprechenden Artikel. Verwundert bereitete ich eine Ersatzmahlzeit.

Am nächsten Mittag löste sich das Rätsel, als mir die Verkäuferin die Ware überreichte, die ich in Eile nicht mehr eingepackt hatte.

Ich dachte: „Hoffentlich vermutet sie nun nicht, daß du als Ärztin auch so hektisch arbeitest.“

Mittwoch

Ich hatte einen normalen Arbeitstag hinter mir und am späten Nachmittag wollte ich noch einen Hausbesuch erledigen. Vorher ging ich kurz zu Hause vorbei. Mein Sohn bat mich: „Lies dir vorher noch bitte meinen Aufsatz durch, ich muß ihn doch noch abschreiben.“ Ich vertröstete ihn: „Eine Rentnerin wartet auf meinen Hausbesuch, ich bin in einer Stunde wieder da.“

„Immer mußt du zum Hausbesuch“, hallte es mir noch hinterher. Ich überlegte, für den Weg benötigte ich jeweils nur fünf Minuten; wenn ich eine dreiviertel Stunde bei ihr blieb, müßte ich es gut schaffen.

Ich maß bei der Patientin den Blutdruck, bestimmte den Blutzucker und schrieb die nötigen Rezepte. Danach lehnte sich Frau L. in den Sessel zurück und berichtet mir vom Streit mit der Tochter, vom Vergnügen beim Blindenverein, vom Besuch auf dem Friedhof.

Nach einer Stunde schielte ich vorsichtig zur Uhr und sagte: “Frau L., ich muß jetzt wirklich gehen.“

„Sie haben nie Zeit für mich", war die Antwort.

„Aber ich war doch eine Stunde bei Ihnen." Auf der Gegenseite herrschte Schweigen.

Ich ging die Treppe hinunter und dachte: „Vielleicht ist eine Stunde in einem Monat ja wirklich wenig."

Donnerstag

An diesem Vormittag hatte ich einen fünfzigjährigen Patienten wiederbestellt, der schon wochenlang Husten hatte und sich schwach fühlte. Röntgenuntersuchung, Laborwerte, eine Vorstellung beim Lungenfacharzt hatten keine Erklärung für seine Beschwerden gebracht.

Da ich als Hausarzt wußte, daß er schon viele Jahre mit einem Mann zusammenlebte, hatte ich noch einen AIDS-Test veranlaßt. Das zweimal kontrollierte Ergebnis hatte ich in der Hand ,als er eintrat.

Ich sagte ihm, daß ich vielleicht eine Erklärung für seine Beschwerden hätte, die Ursache könnte hinter dem positiven AIDS-Test stecken. Ich hätte ihm in einer Spezialabteilung ein Bett besorgt. Er solle erst einmal die weiteren Untersuchungen abwarten. Es gäbe ja auch Medikamente, die das Fortschreiten dieser Erkrankung verhindern.

Ich redete ununterbrochen und sah in das versteinerte Gesicht und traute mich nicht, den Patienten wegzulassen.

Am Abend kam dann zu Hause ein Anruf vom Lebensgefährten des Herrn A. Ich solle doch bitte zum Hausbesuch kommen, da sie noch so viele Fragen hätten. Ich wollte ihnen am nächsten Tag in der sprechstundenfreien Zeit einen Termin anbieten, aber das wollten sie nicht.

In der Wohnung wurde ich freundlich empfangen. Beide wollten mir zeigen, daß sie ein gut eingerichtetes, gepflegtes Zuhause hatten und mir berichten, daß sie schon seit vielen Jahren eine feste Beziehung haben.

Es wurde ein langes Gespräch, und ich konnte die beiden Männer beruhigt mit den Gedanken verlassen: Mein Patient muß sich bei so einem einfühlsamen Partner keine Sorgen machen, daß er nicht betreut und gepflegt wird, wenn es nötig wäre.

Freitag
In der Vormittagsprechstunde verlief alles planmäßig, nur der alleinstehende Herr D. verursachte bei mir ein Stirnrunzeln. Er hatte mir folgendes mit schwacher Stimme vorgetragen: „Ich kann nicht so zerschlagen in Urlaub fahren, wir hatten so viel zu tun im Geschäft. Meine Wohnung muß ich dringend sauber machen, ich brauche unbedingt ein bis zwei Wochen zur Regenerierung."

Nach der Sprechstunde erledigte ich Hausbesuche, am Abend mußte ich zum Nachtdienst.

Zu Hause fand ich einen fiebernden Jungen. Ich gab ihm Medikamente, streichelte ihn, in dem Moment erbrach er, und ich bekam den größten Teil davon auf meine Haare.

Nachdem ich ihn umgezogen und das Bett frisch bezogen hatte, versuchte ich, meine Haare zu säubern. Ich konnte sie ja nicht waschen, weil ich gleich zum Dienst mußte. Meine Gedanken überschlugen sich: eine halbe Stunde vor Nachtdienstbeginn finde ich doch keine Vertretung. Ich möchte hierbleiben und mich um mein Kind kümmern und nicht so säuerlich riechend zum Dienst gehen. Aber alle Verzweiflung half nichts, mein Mann übernahm die Krankenpflege, und ich ging los.

Der erste Einsatz war ein Asthmaanfall. Die Patientin, eine Studentin im Wohnheim, hatte noch nie so starke Beschwerden gehabt, daß sie den Notdienst rufen mußte. Ich gab ihr eine Injektion, und es ging ihr bald besser. Sie sagte zu mir: „Wie schön ist das, wenn einem so schnell geholfen werden kann."

Nun ging es auch mir wieder besser!

Rochus Turmann

Die alte Geige

Die hellbraune Geige
an der Wand
läßt ihre Saiten klingen
zu einem Kinderlied.

Den Bogen
halten die Hände meines Vaters,
die ihn leicht führen
über das Instrument.

Ich stehe vor ihr -
vor der Geige an der Wand
die meine Kindheit besingt.

Es war schön - damals.
Warum starrt man
als alternder Mann
auf eine stumme Geige
an der Wand?

Sind es die Erinnerungen
an die Kindheit
oder ist es die Resignation
eines Lebens?

Was zählen schon
Geld und Erfolg,
wenn man Sehnsucht hat
nach einer alten Geige
an der Wand. -

Ingrid Cremer

eines morgens
fühlte ich mich
verstanden
unterstützt
liebevoll geborgen
eines morgens
als ich mit dir sprach

Hildegard Schreck-Köllner

Erkenntnis

erst mutig bekannt,
er habe Krebs,
    dann ängstlich er fragt
    nach dem Operationstermin.
und stumm schließlich schleicht
er langsam zur Tür.

Massoud Atai

In fremdem Boden verdorren die Blumen

Als meine Helferin mir die Karteikarte auf den Schreibtisch legte und ich gewohnheitsmäßig einen Blick auf die Karte warf, kam mir der Name Fatma Özdemir bekannt vor.

Dieser Name kommt aber bei Türken so oft vor wie der Name „Karin Müller" in Deutschland. Als die Frau jedoch ein paar Minuten später mein Sprechzimmer betrat und mir gegenüber Platz nahm, wußte ich es sofort: Sie war unsere nette Frau Özdemir, die seit langerer Zeit meine Praxis nicht mehr aufgesucht hatte.

Ich schlug die Karteikarte auf und sah mir den letzten Tagesstempel an. Er trug das Datum 3. März 1979. Knapp fünf Jahre waren es, seit ich sie zum letztenmal gesehen hatte. Sie schien mir aber um ein Vielfaches gealtert zu sein. Ich hatte Frau Özdemir als eine sympathische, bescheidene und relativ hübsche Frau in Erinnerung. Sie war klein und im Vergleich zu ihren Landsleuten hellhäutig, was ihre bulgarische Abstammung verriet. Sie hatte wunderschöne braune Augen und einen verführerischen Blick, eine schlanke, leicht nach oben zeigende Nase und sinnliche Wangenknochen. Ihr dickes, meist geflochtenes Haar trug sie unter einem bunten Kopftuch, was die Schönheit ihrer Gesichtes nicht minderte. Sie hatte fast immer ein liebevolles Lächeln auf den Lippen.

Wenn sie etwas gefragt wurde, schaute sie einem nie direkt in die Augen. Ihre Augen waren immer zu Boden gerichtet; nur ab und zu warf sie dem Fragenden kurz einen Blick durch ihre langen gebogenen Wimpern zu. Wenn sie läcnelnd redete, konnte man in ihrem Mund einen leuchtenden Goldzahn entdecken.

Ihre Hände waren klein und mit Henna gefärbt; man sah ihnen die jahrelange harte Arbeit an. Manchmal streifte ich aus Spaß ihr Kopftuch ein paar Zentimeter nach oben, so wurde über ihrer Stirn ein kleiner Saum ihres Haaransatzes sichtbar. Schamhaft und ohne Protest zog sie lächelnd wieder das Kopftuch fast bis zu den Augenbrauen herunter und knotete es erneut unter dem Kinn fest. Bei ihr brauchte ich, im Gegensatz zu den meisten Türkinnen, die viel längere Zeit in Deutschland lebten, keine Dolmetscherin. Sie sprach ein einfaches, aber klares Deutsch und konnte sich mit einem kleinen Wortschatz bestens artikulieren.

Was war mit dieser lebensfrohen, sympathischen Frau geschehen? Welcher Schicksalsschlag hatte sie in fünf Jahren um fünfzehn Jahre älter gemacht?

Warum fand man in ihrem Blick nicht mehr die Funken voller Leidenschaft und Freude? Die blauschwarzen Haare waren grau geworden und im faltigen Gesicht sah man Kraftlosigkeit und Resignation.

„Wie geht es Ihnen, Frau Özdemir?" fragte ich sie. An mir vorbeischauend antwortete sie: „Dem Schöpfer sei Dank, es geht mir gut".

„Ich habe Sie seit längerer Zeit nicht gesehen!"

„Ja, seit fast fünf Jahren, Herr Doktor".

„Waren Sie in Ihrer Heimat oder waren Sie krank? Erzählen Sie!"

„Ach, Herr Doktor, es ist eine lange, traurige Geschichte; ich möchte nicht so lange Ihre Zeit stehlen".

„Ich habe Zeit, Sie sind heute sowieso meine letzte Patientin".

Frau Ozdemir legte ihre Einkaufstasche vom Schoß neben sich auf den Boden, holte ein kleines zerknautschtes Bild heraus und hielt es mir entgegen. „Können Sie sich noch an meine Tochter Gülsüm erinnern?"

Als sie Zweifel in meinem Blick erkannte, sagte sie im gleichen Atemzug: „Doch, doch! Sie müssen sich an sie erinnern! Sie ging damals immer mit, wenn ich zur Untersuchung kam".

Leise flüsterte sie weiter: „Sie hat mich eigentlich überall hin begleitet".

Ich schaute mir das Foto genau an. Ja, an sie konnte ich mich erinnern. Wegen ihrer guten Deutschkenntnisse hatte sie mir damals bei einigen meiner türkischen Patientinnen als Dolmetscherin zur Seite gestanden. Sie war ein mittelgroßes, cirka sechzehnjähriges Mädchen mit schwarzen Haaren und braunen Augen, wie die meisten Türkinnen. Sie hatte aber im Gegensatz zu ihren Landsmänninnen eine wunderschöne, schlanke Nase, genau wie ihre Mutter. Ihre Hauptfarbe war eine Mischung aus einem chinesischen Gelb und einem südamerikanischen Kaffeebraun. Insgesamt war sie wie ihre Mutter, im Vergleich zur Mehrzahl meiner türkischen Patientinnen, ein sehr hübsches Mädchen.

Meine Neugier auf die Geschichte von Frau Özdemir war größer als meine Angst, irgend etwas Furchtbares über Gülsüm zu erfahren.

„Was ist mit ihr geschehen? Hoffentlich nichts Schlimmes!" Frau Özdemir nahm mir das Bild ab und schaute es wehmütig an.

Nach ein paar Sekunden seufzte sie melancholisch und begann zu erzählen: „Sie war ein braves Mädchen! Immer hilfsbereit, immer zuvorkommend. Sie opferte sich für die ganze Familie auf. Sie putzte, wusch, kochte, machte Einkäufe; sie half ihren Brüdern bei der Schularbeit. Einen ganzen Monat lag ich krank und hilflos im Bett. Neben der ganzen Hausarbeit mußte sie noch die Kinder für die Schule fertig machen und für ihren Vater, der Wechselschicht hatte, sorgen. Nicht einmal hat sie geklagt. Vor ihrem Vater hatte sie großen Respekt; von ihm wurde sie auch geliebt, obwohl sie nur ein Mädchen war!

Sie mußte immer einspringen, wenn einer von uns Probleme mit der Schule, Polizei, Bank, dem Ausländeramt oder einer anderen Behörde hatte. Sie verstand sich gut mit den Deutschen. Von ihren deutschen Freundinnen wurde sie zum Geburtstag oder zur Hochzeit eingeladen. Viele von ihnen kamen auch zu uns nach Hause.

Fast alle hatten schon Freunde, aber unsere Gülsüm hatte so etwas überhaupt nicht im Sinn; schließlich war sie auch schon seit ihrer Kindheit ihrem Cousin in der Türkei versprochen.

Das Unglück begann damit, daß der Vater plötzlich arbeitslos wurde.

Um ein Haus in der Türkei zu bauen, hatte er außer den hart verdienten Ersparnissen, die er nach Hause überwies, auch ein Darlehen bei der Bank aufgenommen. Um mit den Ratenzahlungen nicht in Verzug zu geraten, mußte Gülsüm von der Schule abgehen und in einer Fabrik arbeiten. Wenn Sie wüßten, wie unglücklich sie darüber war. In der Schule hatte sie die besten Noten. Sie träumte davon, nach Schulabschluß, wie Ihre Fräuleins, auch Arzthelferin zu werden. Der Kontakt zu ihren Schulfreundinnen wurde abgebrochen. Jeden Morgen mußte sie um vier Uhr aufstehen, um mit Straßenbahn und Bus um sechs Uhr pünktlich zur Arbeit zu kommen. Am schwersten war es für sie im Monat Ramazan, wo sie auch noch fasten mußte. Sie hat sich nicht beschwert, sondern ihr Schicksal geduldig hingenommen. Mit der Zeit verlor sie aber an Lebensfreude. Wenn sie gegen vier Uhr nachmittags nach Hause kam, setzte sie sich in eine Ecke und starrte manchmal stundenlang traurig in eine Richtung. Sie aß kaum, wurde von Tag zu Tag magerer. Wir hatten alle Angst, daß sie krank wird.

Eines Tages kam sie ganz verändert nach Hause. Sie war fröhlich, ja fast albern! Sie sang, pfiff, hüpfte im Zimmer, kitzelte die Kinder und umarmte mich. Sie aß mehr als die doppelte Portion und wollte noch mehr haben. Sie stellte mir ganz komische Fragen. Zum Beispiel fragte sie mich, wie ich ihren Vater kennengelernt und wie ich mich dabei gefühlt habe. Dabei ist Gott mein Zeuge, daß ich bis zur Hochzeitsnacht nicht einen Blick auf meinen Mann geworfen und er mich nie ohne Schleier gesehen hatte. „Bist du ganz und gar verrückt geworden?“ fragte ich sie. Sie lachte und antwortete: „Ja! Vielleicht! Das Leben ist so schön. Ich liebe euch alle!“ Damals habe ich das ganze für eine Laune gehalten, aber dieser überschwängliche Zustand von Gülsüm dauerte noch Tage und Wochen an, bis ich eines Tages hinter den Grund kam.

Da sie jeden Tag müde und erschöpft heimkehrte, wollte ich ihr kleines Zimmer sauber machen. Da fand ich zwischen ihren alten Schulbüchern ein Tagebuch und das Bild von einem jungen Mann. Ich wußte, daß er ein Deutscher war. Er war sehr hellhäutig, hatte dunkelbraunes, glattes Haar und blaue Augen. Er sah sehr sympathisch aus und war bestimmt nicht viel älter als Gülsüm.

Ich bin fast in Ohnmacht gefallen, als ich mir die Rückseite des Fotos ansah. Darauf war geschrieben: „Nur der Tod kann uns trennen, in Liebe für Gülsüm, Wolfgang!“

Schweißgebadet und mit zittrigen Händen schlug ich ihr Tagebuch auf und las. Jedesmal, wenn ich die nächste Seite umschlug, ist mir aus Furcht vor dem, was ich noch erfahren könnte, mein Herz fast stehengeblieben.

Das durfte doch nicht geschehen! Das konnte nicht unsere Gülsüm sein, die diese Zeilen geschrieben hatte. Wir hatten sie doch so anständig und fromm erzogen!

Wie aus diesem Tagebuch zu entnehmen war, hatte sie ihn auf dem Weg zur Fabrik kennengelernt. Am Anfang trafen sie sich nur in der Mittagspause. Danach hatte jeder für sich die vielen Uberstunden als freien Nachmittag genommen. Wir wußten gar nicht, daß Gülsüm wöchentlich einen freien Nachmittag bekam. An diesen Nachmittagen waren die beiden in seiner Wohnung. Das große Unglück war geschehen. Er hatte sie entjungfert! Unsere Gülsüm war keine Jungfrau mehr! Was für eine Schande! Wie konnte ich als ihre Mutter den Verwandten und Nachbarn in die Augen schauen? Sie war doch ihrem Cousin in der Türkei versprochen. Was sollten wir dem Onkel erklären? Wenn ihr Vater das erfuhr, würde er sie erwürgen!

Als erstes habe ich sofort das Tagebuch und das Foto verbrannt. Dann habe ich das ganze Zimmer genau nach weiteren Fotos oder Briefen abgesucht, jedoch nichts gefunden. Dann wartete ich, bis Gülsüm von der Arbeit nach Hause kam. Ich habe sie zur Rede gestellt. Sie hat nicht mal geleugnet, Sie sagte, daß sie und Wolfgang sich lieben und eher sterben würden, als auseinanderzugehen.

Ich habe am ganzen Körper gezittert. Aus lauter Verzweiflung schlug ich ihr ins Gesicht. Standhaft und ungerührt starrte sie mir in die Augen. Da wußte ich, daß es keinen Sinn mehr hatte und unsere Gülsüm verloren war.

„Ich schicke dich in die Türkei!“ schrie ich weinend. Kreidebleich aber entschlossen antwortete sie: „Das kannst du nicht! Erstens bin ich volljährig und lebe nach deutschen Gesetzen, wie Wolfgang sagt; zweitens könnt ihr mich gar nicht mehr mit meinem Cousin verheiraten, da ich nicht mehr Jungfrau bin!“

Vor Kummer und Traurigkeit habe ich tagelang nichts mehr gegessen. Ich magerte ab und wurde kurz darauf krank. Der schlimme Husten befiel wieder meinen Körper. Mein Hausarzt hatte sogar den Verdacht auf Lungentuberkulose. Gülsüm war sehr traurig und besorgt um mich. Ich wollte aber keine Hilfe mehr von ihr annehmen.

Meine Befürchtung, ihr Vater könnte von dieser Schande erfahren, wurde wahr, als eines Nachmittags mein Sohn Ali völlig verstört und aufgeregt nach Hause kam. Er erzählte mir wütend, daß sein Schulkamerad gesehen habe, wie Gülsüm mit einem Deutschen im Park Hand in Hand auf einer Bank gesessen hatte. All mein Bitten und Betteln, er möge davon seinem Vater nichts erzählen, haben nicht geholfen. Er konnte kaum abwarten, bis der Vater vom Arbeitsamt nach Hause kam und er ihm sofort alles erzählte. So hatte ich meinen Mann in den ganzen zwanzig Jahren unserer Ehe nicht gesehen. Wie ein verletzter Tiger rannte er von einem Raum in den anderen. Seine Augen waren blutunterlaufen, und er hatte vor Wut Schaum vor dem Mund. Alles, was sich ihm in den Weg stellte, schlug er kurz und klein. Sogar die Fernsehscheibe zertrümmerte er mit einer Cola-Flasche. Jedes Kind hatte sich vor Angst in einer anderen Ecke verkrochen, sogar mein ältester Sohn Ali wagte nicht mal laut zu atmen. Und ich, ich war viel zu krank, um ihn zu beruhigen und viel zu schwach, um auf die Straße zu laufen und Gülsüm zu warnen.

Auf die Beschreibung der nachfolgenden grausamen Szene möchte ich lieber verzichten.

Soviel erzähle ich nur, daß ihr Gesicht durch brutale Schläge bis zur Unkenntlichkeit entstellt war. Ihre Augen waren zugeschwollen, ihre Lippen aufgerissen und sie hatte am ganzen Körper Blutergüsse. Über eine Stunde war sie bewußtlos, und wir durften keinen Arzt holen. In den folgenden sieben bis acht Tagen, in denen ich Gülsüm gesund pflegte und sie sich langsam erholte, kam mein Mann nicht nach Hause. Er ging entweder zu Freunden oder in die türkischen Kneipen und verbrachte die Nächte mit Saufen und Kartenspiel. Wäre er bloß für immer weggeblieben, denn Gülsüms Folterungen begannen erneut, als er nach einer Woche nach Hause kam.

Aus Angst, die Verwandten und Nachbarn könnten von dieser Schande erfahren, schloß er sie in ihrem Zimmer ein. Sie durfte ihr Zimmer auf keinen Fall verlassen. Nicht einmal zu den Mahlzeiten war ihr erlaubt, mit uns an einem Tisch zu sitzen. Ali stellte ihr Essen vor die Tür, das meistens unberührt blieb. Wir hatten die strikte Anweisung, Gülsüm von allen Menschen abzuschirmen. Kein Mensch sollte jemals von dieser Schandtat erfahren. Nur seinem Bruder in Frankfurt hat mein Mann telefonisch alles erzählt. Am nächsten Tag stand er wutentbrannt und völlig außer sich vor unserem Haus. Ein dickes Kabel hatte er schon mitgebracht!

Mein Mann und sein Bruder gingen in Gülsüms Zimmer und verriegelten die Tür. Ich durfte nicht mit hinein, konnte aber vor der Tür deutlich hören, was drinnen vor sich ging. Der Onkel schrie: „Du verdammte Hure, sag uns, wie das Schwein heißt, sag, wo er wohnt! Mit meinem Messer werde ich seinen Bauch aufschlitzen!“ Und dann hörte ich die Kabelhiebe und das Stöhnen von Gülsüm. Sie schrie: „Nie werde ich euch seinen Namen und seine Adresse sagen! Ihr werdet ihm niemals etwas Böses antun“.

Nachdem sie Gülsüm halbtot geschlagen hatten, saßen sie bis zum Morgengrauen im Wohnzimmer und überlegten, welche Schritte sie unternehmen könnten.

Der Onkel meinte: „Wenn wir uns an dem Deutschen nicht rächen können, müssen wir Gülsüm töten, damit die Familienehre wieder hergestellt ist!“

Der Vater setzte sich aber mit seinem Vorschlag durch, Gülsüm nach Erzerum in die Osttürkei zu ihrer Tante zu schikken. Der Onkel bestand darauf, mitzufahren und sie persönlich bei der Tante abzuliefern.

So machten sich die beiden Brüder auf den Weg, um die Reisevorbereitungen zu treffen.

Als sie das Haus verließen, ging ich zu Gülsüm, weil ich ihr von ihrer kurz bevorstehenden Reise erzählen wollte.

Apathisch lag sie auf dem Bett. Aus einigen Wunden blutete sie noch. Diesen Anblick konnte ich nicht ertragen. Weinend warf ich mich auf ihre Füße und bat sie um Verzeihung.

Zärtlich streichelte sie mein Haar und flüsterte mir mit gebrochener Stimne zu: „Weine nicht, Mutter, es ist alles gut! Es tut nicht mehr weh. Es ist gut, daß ich verreise. Wenn ich nicht mehr bei euch bin, wird hier wieder Ruhe einkehren. Es tut mir so leid, daß ich euch soviel Sorgen und Kummer gemacht habe. Außer euch und dem Onkel weiß aber niemand von meiner Schandtat. Wenn ich nicht mehr hier lebe, werdet ihr weiterhin stolz und mit erhobenem Haupt den Nachbarn und den Verwandten in die Augen schauen können!"

Am nächsten Morgen hatte ich Gülsüms Koffer gepackt. Ich ging mit meinem Mann und seinem Bruder zu Gülsüms Zimmer, um sie abzuholen.

Ihre Tür war von innen abgeschlossen. Weder auf die Drohung der beiden Männer noch auf mein Flehen reagierte sie. Mein Schwager trat die Tür ein und wir betraten ihr Zimmer. Von der Decke baumelte ihr lebloser Körper. Sie hatte sich aufgehängt! Der Kopf war zur Seite geknickt und ihre langen schwarzen Haare bedeckten ihr Gesicht. Das erste, was mein Schwager sagte, war: „Allah sei Dank! Unsere Familienehre ist gerettet!"

Ich weiß nicht, ob und wie lange Frau Özdemir noch weiter erzählte.

Ich war von dieser traurigen Geschichte so schockiert, daß ich nicht einmal bemerkt habe, wann sie mein Zimmer verließ. Als ich wieder zu mir kam, sah ich den leeren Stuhl, auf dem Frau Özdemir gesessen hatte.

Auf meinem Schreibtisch lag das zerknitterte Foto von Gülsüm. Ich schaute mir ihr Bild lange und nachdenklich an. Mir kam es vor, als sei in ihren Augen ihr vorbestimmtes Schicksal abzulesen.

Herma Rosenberger

Nachtdienst

2.30 Blaulicht, bewußtlos
Er schnappt und stöhnt und atmet nicht.
Und riecht nach Schnaps und Bier.
Reflexe, Puls und Blutdruck gut.
Verwirrung. Hat der was?

Dann handeln, schließlich weiß man nicht.
Ganz schnell jetzt. Tropf und Spritze.

Dann ist es klar. Er wird entdeckt.
Er macht mit uns ein Spielchen.
Jetzt ist's vorbei.
Er schreit und flucht - als Schwein sei er
schon abgebucht.

Ich bin ganz still, enttäuscht
und zittre.

Die Polizei nimmt ihn dann mit.
Das ist er schon gewohnt. Das ist ihm sehr vertraut.
Für dreißig Minuten war er wichtig,
hatte seine Person Bedeutung.
Das war's ihm wert.

Was sind zwei Stunden Nachtdienst?

Helga Rauch

Frauenklinik Münster

Ahnungslos -
froh -
behaglich
und heiter
meint man, geht das
Leben immer weiter.

Plötzlich -
ein Zucken,
ein leichter Schmerz.
wird spürbar und beunruhigt
das Herz.

Trübe Gedanken,
hoffen-
schwanken -
vergessen wollen -
Ignoration...
- und wieder Schmerz: -
Operation.

Und wieder:
Hoffnung, daß man's schafft -
Resignation -
Verlangen nach Lebenskraft·

Hoffen -
bangen -
weinen -
neue Therapie.
Man möchte sie verneinen
- doch nimmt man sie!
Will es wagen,
versucht ,
zu ertragen.

Wieder Hoffnung,
Drang nach Leben!
Ende offen
Aufgegeben·

Alfred Schöll

Ich ringle mich ein
damit ich nicht
mein Gleichgewicht
verliere.
Denn am Rande
des Abgrunds
ist es nur
eine Handbreit
bis zum ersehnten
Absturz.

Hans J Behnen

der besuch der alten kirche

schlanke dame mit pittoreskem hütchen auf hochgeschraubtem haar kniet vor bild des geräucherten jesus in halber verhüllung...prediger predigt ohne talar und meßgewand: ihr kleingläubigen, wollt ihr wohl einen zehnten eures einkommens, nein, bitte, verzeiht, wollte ich nicht sagen, afrika ist erledigt, wollt ihr wohl, ach, mein gedächtnis macht mir zu schaffen, halt, ich weiß es wieder, alle knien vor dem general ungeheuer, der euch lehrt, die macht zu gebrauchen und die macht zu erdulden, und d e r jesus ist abgeschafft, und d i e orgel ist abgeschlafft, und d i e nächstenliebe ist obsolet und die kommunardische gleichmacherei auch schon wieder schnee von gestern, aber das system lebt, lebt immer weiter, betet, kniet, leidet, leistet, und vor allem: gehorcht!...

blasser jüngling fällt um, wird herausgetragen, passt nicht in alte kirchen, wird gestoßen und beschrien, träger lassen ihn liegen, abseits der straße, wer schwach ist, muß verenden, hitler duldete keine kranken, armen, alten, schwachen, dummen, hitler darf nicht genannt werden, todsünde, aber wer schwach ist, das darf gedacht werden, vielleicht auch genannt werden....

gott, verzeihung, gott darf nicht genannt werden, einfalt...
für intellektuelle kraftprotze gibt es keine sentimentalitäten...

alle falten die hände und beten: wir sind eine gemeinschaft von unabhängigen abhängigen, wir gehorchen und verändern die welt, wir schaffen die neue hierarchische ordnung, wir vertrauen unserem häuptling, wir kämpfen gegen religion und borniertheit, amen...

prediger hebt die arme, segnet alle insassen, trompeten und posaunen heben an, brausen ein lied durch die hallen...
hallen unter denkmalschutz, violette horden wollten ornamente, statuen, bilder, kapitelle, kelche niederreißen, fenster zersplittern aber oberhäuptling rief zur ordnung, erstellte verbote, kulturgüter müssen bewahrt werden, zwar nicht religion, zwar nicht weltanschauung, zwar nicht menschen, aber zusammengesetzte steine, aufgeheftete farben. so schaue ich auf sebastianus, gregor, benedictus, ignatius, petrus, paulus, dominicus und, damit sie mich nicht der einseitigkeit und unemanzipiertheit zeihen, auf agnes, katharina, elisabeth und maria...

sie lehnen an säulen, stehen auf podesten, sind anwesend und doch verschwunden, und das alte mütterchen mit zubbeligen haaren und gebeugtem rücken betet sie an, obwohl kirche und kirchenfeinde verboten haben, sie anzubeten....

sonntag für sonntag und jahr um jahr pilgere ich schon zu dieser alten kirche mit dem alten barockportal inmitten des enggassigen stadtviertels, in dem fans ihre heißgeliebten staridole mit biergläsern beschmeißen...

ich sah in feierlicher prozession chargen und meßdiener einmarschieren, roch die räucherfässer, starrte auf verräucherten Jesus und süßliche maria, hörte lateinische gesänge und vorlesungen, die ich nicht begriff, und verzückte während einer wandlung von brot in einen körper, den ich nicht sah, aber der da war wie die luft, die ich auch nicht versinnlichte, und der mir das blut in unpaarige extremitäten trieb....

das erlebnis wurde nicht minderstark, als man in dunklem anzug ohne bunten und weißen rock wein und wasser reichte und der prediger ausrief: auf den geist kommt es an und nicht auf fassade. und es war nichts dabei, als mehr liebe als heiligkeit, ehrfurcht und feierlichkeit, es war nichts dabei, als jazz gespielt wurde und rhythmischer klang, einer schrie: bravo! ein anderer: pfui, gotteslästerung! aber im grunde handelte es sich doch um äußerlichkeiten...

und ich kam und blieb weg und kam wieder und kam und kam....

szene wechselte, es kamen hippies mit würstchen und kinder in karnevalskostümen, o, welche frivolität, denn karneval ist reaktionärer als kirche, moderne menschen verachten karnevalisten, brandmarken sie als geschäftemacher, halten sie für naiv, klassifizieren sie als altverhaftet und zügellos zugleich, die von hartem rockmusiktempo nichts verstehen,...

ein priester rutschte aus und brach sich ein bein, ein anderer rückte einfach an seine stelle, als ob nichts gewesen wäre...

rundfunk, lautsprecheranlage, verstärker, neonflutlicht wurde installiert....

ich hocke in einer alten holzbank, eine vom computer erzeugte parteirede spult vom band ab, ruft zu 98%iger wahlbeteiligung für die undiktatorische diktatur auf...

ein mann mit wohlgepflegtem vollbart versucht durch die hintertür zu entweichen, wird vom kirchendiener auf- und festgehalten, an eine bank gefesselt und beauftragt, unter ungünstigsten lichtverhältnissen dreißigmal zu schreiben: ich darf nicht fliehen...

mutiger prediger: ihr seid mitglieder der lebendigen kirche und zeugen jesu, nicht nur im gottesdienst sondern gerade und erst recht, wenn bewährung verlangt wird, im alltag, im büro, an werkbank, in straßenbahn und schule...

ich denke natürlich nicht daran, vor abschluß der andacht zu entrücken, schließlich bin ich zu bravheit, haltung, überzeugung erzogen worden, auch zu tapferkeit, niemand jedoch hat mir anpassung befohlen oder auch nur erlaubt. in irgendeiner zahlordnung steht: titel, die zugleich teil eines anderen titels sind, können nicht eigens verzeichnet werden, und man wird nicht zusätzlich für eine tat bestraft, die teil einer anderen tat ist, für die man bereits seine strafe absaß. mag anpassung wirklich alle anderen titel ersetzen ?

es läuft in der tat ab wie in der kindheit: mit uniformen, mit fahnen, mit beweihräucherung...

der herr mit langem schwarzen mantel und zylinder posiert immer in der ersten reihe...

der mollige junge in jeans und rotem pullover scheint nur trompeten und posaunen zu hören, ohne daß die kirchendiener es bemerken....

einer, der auf die kanzel klettert und alle anstarrt, ohne ein einziges wort auszutönen, ist bestimmt ein angestellter psychologe der ersten generation in höherem rang...

hunde sind nicht verboten, sofern sie von autorisierten personen an kurzer leine gehalten werden, sie bellen und beißen nur auf kommando, kein rechtschaffener braucht sich zu fürchten...

ich entdecke: marx, lenin, selbst verpönter stalin zwischen maria, elisabeth und dominicus, an unbesetzten säulen, oder dort, wo heilige verwittert waren. selbst göring, en miniature, auf podest in krypta, flugzeugpilotenwallfahrtsstätte, ward nicht beseitigt.

was habe ich hier noch zu suchen? alles hat sich so verändert. fühle ich mich noch jung und elastisch genug, mich anzupassen oder kann ich mich krustig-konservativ von vertrauten heimeligen bräuchen nicht mehr losreißen?

tapferkeit und haltung wurden befohlen, auch gehorsam, nun aber wird anpassung gefragt, von immer derselben instanz, und nicht jeder heißt lefebvre, der in solcher zwickmühle weiß, wie er sich rechterweise verhalten muß. viele halten auch das, was er unternahm, nicht für richtig, aber er selbst ist überzeugt von sich, und das scheint die sache wert...

ich laufe herum, als die versammlung beendet ist, betrachte museale einrichtungen, raumdiener mahnt zur ehrfurcht, rote, grüne, gelbe fahnen signalisieren, daß keine anarchie herrscht, daß systeme immer weiterregieren.. ...

der priester, der sich ein bein brach, kehrte nie mehr zurück, er wurde in ein altenheim verbracht, mit 53 jahren, der andere, der seine stelle einnahm, redete nicht mehr von gott, nicht von papst, glauben, liebe und bibel, dennoch strömte er vertrautheit aus, die salbungsvolle art zu sprechen, die er auch mit neuen inhalten nicht verlernte, hatte sich mir früher schon eingeprägt, und selbst die inhalte erschienen mir vertraut, wenn er von tapferkeit, haltung, ehre und zuversicht sprach, vor allem aber von gehorsam, kein sterbenswörtchen aber von anpassung...

trompeten schallen, elektronisch, durch lautsprecher vielfach verstärkt, sprüche werden gemeinsam vorgetragen, alle erheben sich zu einer gedenkminute des schweigens, buchsbäume oder birken je nach jahreszeit zieren zittern und wedeln...

archäologen, die nie aussterben, buddeln und stoßen im rechten seitenschiff auf seltsame uralte steine, vor dem verräucherten jesus qualmen köpfe und zigaretten, um dabei in mühseliger denkakrobatik sich auf ein ursprungsjahr zu einigen, sie graben weiter und finden einen brunnen der diana, über dem ein heidnisches und später ein frühchristliches heiligtum errichtet wurde. bereits vor der barockaera gab es hier also historie und höhepunkte...

an einem celebrationstag blieb ich einfach fort, denn ich liebe liberalität. nicht weil ich mich mit krankheit, notdienst oder auslandsferienfahrt entschuldigen wollte, nein, einfach nur aus lust bzw. lustlosigkeit. mein freiheitsempfinden wollte freiwillig der ceremonie frönen oder sie meiden. diesmal erfreute ich mich ganz schlicht an einem glase wein, an einem sinfoniekonzert aus der retorte, plauderte mit freunden, las ein buch und vertraute der versicherung absoluter freiheit durch die neuen behörden, die versprochen hatten, kirchlichen, gewerkschaftlichen, staatlichen, parteilichen und gesellschaftlichen zwang abzubauen...

prediger ohne talar und ohne meßgewand erschien höflich an meiner türe, nahm im gepflegten sessel platz, zündete sich eine havanna brasil an , erkundigte sich nach wohlergehn und kinderlein, die ich nicht besitze, nach frau und freundin, die er ohne hemmung als selbstverständlich voraussetzt und sich wundert, daß letztere nicht existiert, nach finanzieller situiertheit, die ihm eigentlich klar sein mußte, nachdem die behörde jedem einwohner vom säugling bis zum greis ein lebenswertes mindesteinkommen garantiert, beeindruckte durch hinweis auf die vorzüge seines kulturgebäudes, verwies auch auf die bedeutung des kults,auf dessen pflege alle einwohner versessen sein müßten, schon der vermittlung individuellen seelenheils und des gemeinwohls wegen, versetzte dann heftiger,als er meine skeptischen blicke sah, einer, der sich ausschließe, verrate doch die idee, berichtigte sich sogleich, verfalle als gottloser dem ewigen feuer, stotterte wiederum, müsse als volksfeind, der dekadentem gottesglauben anhänge, ausgemerzt werden.....

einwand meinerseits, dann sei ausmerzung erlösung, begegnete er mit weisung, dem würde vorgebeugt, leiden müsse langsam und qualvoll vollführt werden; bewies sich als human mit der bemerkung, in pflicht und menschsein unterscheide sich mancher noch, und stöhnte, daß auch er in ungelegenheiten gerate, wenn nicht alle schäfchen parierten....

ich stürzte wieder, wie befohlen, zu marx, elisabeth und göring, zu diana, und - siehe da - neuem fresko in apsis-wölbung: idi amin umgeben von sklaven und frauen....

immer verstörter mein sinn, zogen auch alte treue und gehorsam nicht mehr, zumal fürsorglichkeit vermißt wurde, obwohl ich einstmals anhänglich und ergeben schritte abseits der wege niemals wagte oder in betracht zog....

auch konzil, neue prediger und neue bosse gegen gott konnten mich nicht umstimmen, zu sehr hing ich am installierten system, wem immer es auch dienen mochte...

dann gab der neue boss bekannt: schlanke dame mit pittoreskem hütchen auf hochgeschraubten haar wird wegen mehrmaliger abwesenheit sowie abwanderung in untergrundkirche verurteilt zu kasernierter vergewaltigung und anschließendem abschlachten auf dem marktplatz unter den augen der öffentlichkeit...

herr mit langem schwarzen mantel und zylinder weigert sich, ohne statussymbol die kirche zu betreten, bestraft mit gefängnis bei wasser und brot...

molliger junge in jeans und rotem pullover wurde gestern abend verprügelt, er scheint begriffen zu haben, daß er nicht nur verzückt und entrückt trompeten und posaunen lauschen darf, er müßte sich mit einem grünen pullover bekleiden, nun lauscht er in grün...

psychologe auf kanzel starrt immer noch ins leere, obwohl man ihm befohlen hat zu sprechen. denn neue linie und wieder neue linie und dritte linie in drei monaten verlangt endlich stimmenumschwung, mit schweigendem starren ist es nicht getan, verdächtig des verharrens in alter linie, reaktionär, angebrachtes schimpfwort.....

psychologe müht sich ernsthaft, bringt kein wort aus seiner klappe, hat nicht dialektik studiert, benimmt sich zu ungeschickt, um sätze zu formulieren. er traut sich nicht, macht nichts, er wird verbannt, immer noch besser als verbrannt, sie baden ihn im straflager, bis er redet....

angepaßter prediger, früherer verfechter von marienkult, hat stets neue linie begriffen sehr beliebt bei allen neuen moderatoren, weniger bei etablierten, weil solche abwanderung bei umschwung befürchten, aber schwierig, weil sie auf seine fähigkeiten nicht verzichten können.....

mir gefällt der zwang nicht mehr, der mir einst gefiel.....

ich werde unruhiger, ungeduldiger, zunehmend mißmutiger, haßerfüllter, je weniger ich mich lösen kann aus der umklammerung, ohne freiheit und leben zu gefährden, die freiheit der unfreiheit, das lebensunwerte hinvegetieren, das noch biologisch so stark motiviert, daß ich unfähig für aufstand, für echte freiheit....

am nächsten celebrationstag entdecke ich neuen säulenheiligen: unübersehbares großmodell eines taschenrechners der vorletzten generation, gleich hinter dem altar wie eine lichtstele blinkend...

behörde zwängt weiter ein, arbeitstiere für werktags, kein tropfen alkohol zur bewältigung des stress, keine zigarette, kein freier sex, dagegen nach tag stunde ort objekt genau geplante kopulation mit wechselnden aber von der behörde bestimmten und nicht frei wählbaren partnern zwecks vermeidung einer behördenfeindlichen emotionalen bindung, musikberieselung, essen trinken, abgemesssen nach mathematischen kriterien, arbeit nach akkord und record und nichtleistbarer höchstleistung, pflichtübung an allen celebrationstagen im ehrwürdigen gemäuer barocker kirche mit marx, göring und amin und, damit nicht einer ausbricht, an seilen aus ehemaligen marionettenlagern, später mit fortschritt der technik an computersignale festgebunden, so kann sich keiner mehr celebrationstäglicher unterweisung und aufrichtung entziehen...

wer umkippt, zu schwach ist, den karrt man ins umerziehungslager, vielleicht auch gleich in die grabstätte...

immer wieder, wenn ich bei programmreden einnicke, reißt mich ein impuls wieder hoch, wenn ich entschlüpfen will, fassen mich fäuste, und wenn ich an die zeiten mit jesus zurückdenke, in denen ich noch freiwillig am zwang festhielt, verschreien mich grelle stimmen aus sehnsüchtigen träumen....

trompeten und posaunen sind längst durch bizarre elektronik ersetzt, prediger durch puppen, eigene sangesfreude durch geschütteltwerden. ich frage mich, ist mensch noch subjekt oder nur noch objekt, und für welchen zweck wird objekt überhaupt noch gebraucht, wenn alle funktionen besser durch mechanismen erledigt werden können. selbst diese frage nach dem sinn des lebens wird jäh ausgelöscht.....

ich unterscheide nicht mehr, wer prediger, wer boss, wer kirchendiener spielt, wer die chor- und animierdamen, nicht einmal, ob es alle diese funktions- oder würdenträger noch gibt. wer aber steuert dann?....

unnötig zu erwähnen, daß mein auge hingelenkt wird zu brüstungen, an denen kein staubkörnchen mehr haftet, auf wände, die in perfektionistischem weiß erstrahlen, auf komplette beseitigung aller beschädigungen der jahrhunderte, auf den makellosen ablauf jeder celebration...

alle übriggebliebenen sollten äußerst glücklich leben, werden ihnen doch sorge und stress entbürdet, nehmen sie doch an solch vollkommener aktion teil, die menschliche beschränktheit nie komponiert hätte...

ich blicke zuweilen mit dem rest freier gefühle, den sekundenlange computerstörungen gelegentlich gewähren, nach rechts und links, genieße gleichmütigkeit, jedoch nicht glück. ich werde an coppelia erinnert....

auch steuereinheiten mangelt es an vollkommenheit....
stromausfall im gesamten netz!

defekt weicht einer schadenfindung aus, minuten, stunden tage lang läuft gar nichts mehr. schweigen, stille, abwarten, aufkeimende angst, unentschlossenheit, hilflosigkeit. panik: in den quartieren der stadt dröhnt ein furchtbares schreien aus allen löchern. finsternis in der kirche droht zu erdrücken, da löst sich ein ruf aus allen kehlen: jubilate, jubilate, happy darkness es stellt sich heraus, daß computer nicht durch computer repariert werden kann. menschenhand weigert sich impertinent. technikeroberhäuptling und kultoberhäuptling beschwören alle techniker. keiner will zuständig sein, keiner versteht etwas von der materie, alle haben ihr ausbildungswissen plötzlich verloren. alle entrüsten sich gegen ihr eigenes heil. perfektion gilt nicht mehr.

prediger besteigt alte geblümte kanzel, bemüht sich aufzurütteln. perfektion, heil, glück, große friedensgemeinde. erste pfiffe zischen durch den raum, pfui große worte, buh verräter, halleluiahlieder klingen aus allen winkeln, i can boogie, auf der heide blüht ein kleines blümelein, we will love no war....

aus kehlen klettern wolken, steigen unter gewölbe, durch offene oberlichter strömen dünste und dämpfe und düfte aus bierglasvierteln, aus saunen und fabriken, verknüpfen sich mit akkorden, verhängen den himmel wie eine wuchtige wand, laden sich hundertfach auf, entzünden sich, donner, doria....

blitz trifft kirchturm, gemäuer erschüttert, am holz züngeln flammen, panik, menschen rasen auf straße, superlicht rötet bleiche visagen, kein impuls einer steuereinheit bändigt mehr ausbreitung der lodernden glut, uniformierte reißen sich die verordneten grünen röcke von den leibern, zerfetzen hosen und hemden, pfeffern sie als zunder in die feuersbrunst, schmeissen steine hinterher, tanzen nackt ohne zu frieren um das hitzige licht, kein gott, keine moral, kein general ungeheuer hindert sie mehr an ihrem furiosen drängen. beim umbau wurde ein blitzableiter vergessen, niemand hatte zudem im perfektionistischen zeitalter mehr mit einschlag und brandwut gerechnet. berieselungsanlage versagt. hat jemand sie absichtlich ausgeschaltet ? murren stimmen. zischen und zähneknirschen erzwingen verstummen dieser kritik. es knistert und knastert, ein säulenheiliger nach dem andern kippt um, zerbricht oder verbrennt.glas schmilzt oder zerspringt, die schöne alte fenstermalerei ist endgültig verloren. nach und nach sackt gemäuer zusammen, nur wenige pfeiler ragen aus dem schutthaufen als mahnfinger empor, die schöne alte kirche existiert nicht mehr...

in der glimmenden glut grillen die ausgelassenen nackten nach monaten des darbens wieder richtiges fleisch von irgendwie aufgetriebenen hammeln, trinken vom unentdeckt gebliebenen wein aus dem nahen lagerbestand, schwelgen in tanz, rhythmik, lachen, sanges- und umarmungslust...

ein kirchenbrand ist noch lange kein weltuntergang. das leben läuft weiter....

diana, gott, marx, amin und sangesstar alberto sind tot, taschenrechner kaputt, wohl dem der sein einmaleins noch beherrscht....

und der seine statikvorlesungen noch nicht entrümpelt hat und seine alten aufzeichnungen noch nicht dem papierkorb anvertraute. nun haben wir keine kirche mehr und keinen computer, denn die in der kirche beherbergte computerzentrale ist restlos mitzerstört. ohne zentrum verlieren alle terminals ihren witz, ihre bedeutung. warum jammern wir denn nun wir jammern nicht, wir strahlen, endlich jegliches systemjoch abgeschüttelt zu haben, von keinen gouvernanten und diktatoren, keinen predigern und politkommissaren mehr abzuhängen. nur wir noch bestimmen über uns selbst....

jeder wäscht seine eigene wäsche. wer sie nicht selbst waschen will, der berät sich mit seinem freund, der sich freiwillig anbietet, schließt mit ihm einen vertrag ich wasche deine wäsche und du hackst mein holz, der vertrag gilt, man muß sich schließlich aufeinander verlassen, man muß sich auch einigen dürfen, aber kein dritter redet hinein, erst recht keiner, der garnichts mit der angelegenheit zu tun hat, der sich nur aufspielen will, als verstünde er alles besser und müsse deshalb obrigkeitliche moral vertreten oder durchsetzen...

alle genießen die freiheit, sie kleiden sich wieder an, denn die glut erlöscht und in der kühle frieren auch die nackten, sie brauchen keine kirche und kein versammlungshaus. wer an gott glauben will, der soll es tun, wer es nicht will, der soll es lassen. für jeden ist gut, was er für richtig hält, er behellige nur nicht damit die andern.......

der schutthaufen bleibt zunächst liegen wie die schutthaufen von 1648 oder 1945. ruinen mahnen und verführen zu romantischen gefühlen. auf dem platz vor der ehemaligen barockkirche recitieren alte und junge menschen ihre gedichte, tanzen, singen und sinnieren. jeden abend lodert ein freudenfeuer. keine polizei verbietet das treiben. wir sind glücklich, wir wählen unseren vertrauensmann oder unsere vertrauensfrau, wir vereinbaren unsere aufeinanderbezogenen verhaltensweisen, denn spielregeln ordnen das handeln, sobald mehr als einer miteinander beschäftigt ist. wenn zwei auf einen stein hüpfen wollen, müssen sie sich abwechseln, oder einer verzichtet freiwillig, oder ein zweiter stein schafft den ausweg aus dem dilemma.

nur nicht macht und vertreibung!

einer deklariert: wir brauchen keine ordnung, ordnung ist unterdrückung, endlich wurde die diktatur verbrannt. alle applaudieren: niemand vereinbare und ordne! alles geschehe wie´s gerade geschieht. also lassen wir den status quo....

symbole einheit freiheit brüderlichkeit bekräftigen wir tag um tag. celebrationstage existieren nicht mehr, wir verrichten, was gerade nötig erscheint, sind ausgelassen oder nachdenklich, wies gerade anfällt. wir verabscheuen satzungen und schemata, deren studium soviel unnütze zeit kostet...

wie aber wehren wir uns gegen räuber und betrüger? Ach, die gibt es doch nicht mehr. Und wenn doch? dann betören wir durch menschlichkeit, wir brauchen kein gesetz. was ist überhaupt räuberei? wenn dich einer von deinem stein verdrängt. wieso räuberei? darf der nicht diese freiheit auskosten? willst du ihn wieder an fesseln ketten? im sommer durchbrechen wollige gelbe kräuter die steinbrocken, gedeihen wildrosen und mohn, wo früher kirchenbänke zum gebet luden, einer sucht gesenkten hauptes vergeblich andachtsstille oder orgelklang. ..

nach jahrelanger abwesenheit betrete ich das neuerrichtete areal. ein architekt hat anstelle der barocken kirche eine moderne feierstätte nicht ohne würde hingepflanzt. ich wundere mich. in dieser halle beten marxisten, christen, buddhisten, nihilisten einträchtig nebeneinander, das fasziniert mich...

ein uniformierter packt mich am mantelkreagen und komplimentriert mich unsanft hinaus. kein protest hilft, keine berufung auf neue heile welt, die hier zu verwirklichen sei. er verweist mich auf die ordnungstafel neben dem eingang: ich trage nicht den richtigen hut, nicht den vorgeschriebenen mantel, hebe nicht die rechte hand an die rechte stirn zwecks ehrbezeugung, habe mich nicht vor der büste des allpräsidiums verneigt, nicht die verse aus dem aufliegenden sprüchebuch abgespult, den raum nur künstlerisch und nicht kultdienlich auf mich einwirken lassen, 17 verbote in wenigen minuten übertreten, wahrhaftig verweist der aushang schwarz auf weiß auf VERBOTEN; VERBOTEN; VERBOTEN!

ich bin überrascht. aber ich lasse mich gerne ausweisen, ich finde es fortschrittlich, nur ausgewiesen, nicht verhaftet zu werden. man hat noch nicht das ganze leben wieder im militärischen griff, was nicht ist, kann noch werden. meine vorstellung von freiheit war nur ein kurzer traum. ich möchte die kommunistischen kirchen so gut meiden wie die katholischen, sofern sie nur mit vorschriften und sanktionen ihre schäfchen halten......

aus der ferne hatte ich gehofft, die jugend verwirkliche den traum. doch nun steckt diese in derselben einbahnstraße und stößt an die mauer, nur mit anderem etikett und mit anderem namen....

ein gedanke erfasst mich: der mensch ersehnt überhaupt nicht die freiheit, er suhlt sich in der unterordnung, selbst wenn sie schmerzt. den ruf nach freiheit benutzt er nur als alibi die stimme des predigers übertönt alles gemurmel auf dem vorplatz: ich verspreche euch eine wunderbare neue welt. aha denke ich, also darauf sind sie hereingefallen.

Rochus Turmann

herbst

die blätter der rosen fallen
in der spätsommersonne
wie gehegte hoffnungen
des späten lebens

die nebel ziehen
über die wiesen und wasser
wie unsere illusionen
die sich auflösen
im abbrechenden licht

die nässe funkelt
in perlen an halmen
wie brillanten und gedanken
die du noch schenken möchtest

die dämmerung kommt früh
den tag abzulösen
den du versuchtest
mit liebe zu füllen

Adolf Taller

Vom Leiden der Veränderung

- Ein Ehekarusell -

Calderon de la Barca versucht in seinem Stück: „Das große Welttheater", seit 1924 auf dem Klosterplatz in Einsiedeln aufgeführt wird, den Menschen als Gesamtheit in sieben Aspekte einzuteilen, nämlich in: den Reichen, den Armen, den König, den Bauern, die Schönheit, die Weisheit und das ungeborene Kind. Es werden also dem Menschen - außer dem ungeborenen Anteil - Rollen zugeteilt, so daß er sich selbst auf der Bühne des Lebens betrachten kann.

„Im Stück verschreibt sich der Reiche dem Verbrauch der Schätze. Den Tod vor Augen, sieht er sich nur imstande, das Unabänderliche zu negieren, vor ihm die Augen zu verschließen, er ist arm an Wissen und Verstehen. Der Arme fordert heraus und ist derjenige, der Entscheidungen abverlangt. Sein Hoffnung auf ein besseres Leben ist größer als seine Angst vor dem Sterben. Die ständige Verwandlung von reich in arm oder umgekehrt kann als Quelle der Wissenschaft begriffen werden." (zitiert nach Dieter Bitterli, S. 89 in „Kritik der medizinischen Vernunft".

Eine besondere Rolle spielt das ungeborene Kind oder die vielen Ungeborenen, wenn wir die Bedingungen der heutigen Zeit betrachten.

Der neue Weihbischof in Salzburg, Dr. Andreas Laun, hat in einem Interview geäußert, daß „er es für vollständig töricht und unsinnig halte, wenn man glaubt, man könnte ein solch entsetzliches Trauma wie die Vergewaltigung durch ein anderes entsetzliches Trauma heilen." (S. 8 in „Kirche heute", Nr. 4/1995). In diesem Spannungsfeld stehen alle, die für das Heil des Menschen Verantwortung tragen in den heute so heiß diskutierten Themen wie Vergewaltigung in der Ehe, Abtreibung bei z.B. durch Ultraschall festgestellten Mißbildungen u.ä., die zu unserem „Leiden der Veränderung" gehören.

In der bekannten Erzählung: „Das Gericht des Meeres" von Gertrud von Le Fort entscheidet sich in dramatischer Weise die

Amme, Anne de Vitrè, für das Leben des englischen Prinzen, der nicht einschlafen konnte. Er verfällt somit nicht dem Rachetod, während die Frau den eigenen Tod im Meer auf sich nimmt.

„...- Anne hörte dicht an ihrem Ohre eine Stimme, süß wie die Stimme der Mutter an der Wiege ihres kleinen Bruders Alain: sie sang dasselbe Lied, das Anne dem Kind des königlichen Mörders gesungen hatte - sie sang es zu Ende." (S. 18 in „Kirche heute, Nr. 4/1995).

Wenn also das Leben das höchste Gut ist, dann kann es sich zu einer Gemeinschaft zusammenfügen. Exemplarisch für verursachte Bindungen und Trennungen gilt die Ehe, wobei in manchen Ländern bereits jede dritte geschieden wird. Die Bindung an einen „Lebensgefährten" ist daher der Versuch, die juristisch (auch kirchlich) bindende Vereinigung zu umgehen. Aus dieser Bindungsfurcht heraus ist die vor allem in Großstädten (z.B. Berlin) zunehmende Zahl der „Single" zu erklären.

Das bittersüße ehlich Leben (Hans Sachs)
Gott sei gelobet und geehrt
Der mir ein frumb Weib hat beschert
Mit der ich zwei und zweinzig Jahr
Gehaust hab, Gott gab länger gar
Wiewohl sich in mein ehling Leben
Hat Süß und Saures oft begeben,
Gar wohl gemischt von Freud und Leid,
Erst auf, dann ab, ohn Unterscheid.
Sie hat mir nit stets kochet Feigen,
Will schwankweis dir ein Teil anzeigen
.thut mir auch oft das Mein verzehren,
Sie ist ein Himmel meiner Seel,
Sie ist auch oft mein Pein und Hell,
Sie ist mein Engel auserkoren
Ist oft mein Fegeteufel woren,
Sie ist mein Wünschelrut und Segen,
Ist oft mein Schauer und Platzregen,
Sie ist mein Mai und Rosenhag,
Ist oft mein Blitz und Donnerschlag,
Mein Frau ist oft mein Schimpf und Scherz,
Ist oft mein Jammer, Angst und Schmerz,
Sie ist mein Wunn und Augenweid,
Ist oft mein Traum und Herzeleid,
Sie ist mein Freiheit und mein Wahl,
Ist oft mein Gfengnis und Notstall,
Sie ist mein Hoffnung und mein Trost,
Ist oft mein Zweifel, Hitz und Frost,
Mein Frau ist meiner Zier und Lust,
Ist oft mein Graun und Suppenwurst,
Ist oft mein königlicher Sal,
Ist oft mein Krankheit und Spital,
Mein Frau, die hilft mir treulich näh
ren,
Mein Frau, die ist mein Schild und Schutz
Ist oft mein Frevel, Poch und Trutz.
Sie ist mein Fried und Einigkeit
Und oft mein täglich Hebenstreit,
Sie ist mein Fürsprech und Erlediger
Ist oft mein Ankläger und Prediger,
Mein Frau ist mein getreuer Freund,
Oft worden auch mein größter Feind,
Mein Frau oft mietsam ist und gütig,
Sie ist auch zornig oft und wütig,
Sie ist mein Tugend und mein Laster,
Sie ist mein Wund und auch mein Pflaster,
Sie ist mein Herzens Aufenthalt,
Und machet mich doch grau und alt.

In Hans Sachs' (1494 - 1576) Meisterlied (davon 4200) „Das bittersüße ehlich Leben" wird das Auf und Ab, Hoch und Tief, also die Ambivalenz in ehegattlicher Beziehung dargestellt. Hans

Sachs gilt als Schumacher und Poet dazu; er schuf die „Meistersinger“, die Richard Wagner inspirierten, und wurde 82 Jahre alt, war zweimal verheiratet; nach 22 Ehejahren hatte er das Gedicht verfaßt, das wiederum Prof. Jürgen Weber, auch nach 22 Ehejahren, in sein steinernes „Ehekarusell“ in Nürnberg beim Weißen Turm am Ludwigplatz umsetzte. Das großartige Denkmal umfaßt wie in einem Ringelspiel oder einer Geisterbahn auf der Dult symbolträchtige ambivalente Gruppendarstellungen, 6 Karussellwagen, die Hans Sachs, der Dichter, wie die Achse eines Zirkuszeltes aus überschaut. Es werden zustände der Ehe beschrieben ...

1) Der Dichter Hans Sachs überschaut seine Akteure und hat zwischen Menschen, Tieren, Früchten, Pflanzen und Blumen über dem Wasser auf einem Herz mit Feigenblatt sein Gedicht deponiert.

2a) Zu Füßen des Dichterdenkmals entsteigt einerseits eine Nymphe aus dem Brunnen, während andererseits ein großer Bock plaziert ist. Damit soll die Triebhaftigkeit des Menschen, die ihn stimuliert und zur Verbindung hinführt, ausgedrückt werden. Die Nymphe weist dabei einen gleichgültigen Gesichtsausdruck auf, so als ob sie auf alles , was ihr im Leben begegnen wird, gefaßt ist.

Der Bock bringt sicher keinen „Null Bock“ zum Ausdruck.

2b) Als Kontrapunkt findet sich am Ende des Karussells der ausgezehrte, halb verrottete tote Bock und daneben der Schädel der Frau mit der Inschrift am Ehefelsen: „ ... bis daß der Tod Euch scheidet!“

Wie problematisch heute das Ende einer Beziehung oder die Trennung vom Materiellen sich darstellt, wird in dieser Weise demonstriert.

3a) Am Anfang der Beziehung aber ist zunächst alles eitel Wonne, was sich im Liebespaar mit Schwan ausdrückt. „Sie ist ein Himmel meiner Seel, sie ist mein Engel auserkoren, sie ist mein Mai und Rosenhag.“

Auch hier kann man die Valenzen der gegenseitigen Erwartungen angedeutet finden, die trotz aller Wonne schon die Problematik dauerhafter Gefühle ausdrücken.

3b) Wie sehr Liebe in Haß umschlagen kann, das zeigt sich dann sehr drastisch im Höllendrachen, in dem die Frau dem Mann mit Würgegriff begegnet und ihm seine letzten Eigenheiten austreibt. „Ist oft mein Jammer, Angst und Schmerz, ist oft mein Gfengnis und Notstall, ist oft mein krankheit und Spital, und oft mein täglich Hebenstreit, oft worden auch mein größter Feind.“

4a) Aus der Bettgemeinschaft entwickelt sich aber zunächst die glückliche Familie, Mann und Frau und zwei Kinder im Pelikan dargestellt, der sein Herzblut spendet. „Mein Frau, die hilft mir treulich nähren".

Es gibt also sicher auch heute noch die glückliche Familie, wenn auch mit begrenzter Kinderzahl, so daß man nachdenklich wird, wenn man hört, daß die bedeutende Katharina von Siena das 25. Kind war und auch die Kaiserin Maria Theresia 16 Kindern das Leben gab, wenn es für sie auch sicher einfacher war, sie zu erziehen.

4b) Im Ehekarussell schlägt jedoch dann dieses Idealbild um in der Darstellung des angeketteten Mannes und der Frau, die in absoluter Angewiesenheit aufeinander und ohne die Möglichkeit der Distanz im Höllenfeuer schmoren. „Ist oft mein Blitz und Donnerschlag, Ist oft mein Zweifel, Hitz und Frost, Ist oft mein Graun und suppenwurst, Ist oft mein Frevel, Poch und Trutz."

5. So gibt es auch noch den Vielfraß mit Hecht abgebildet, der die Probleme des gegenseitigen Konsums zum Ausdruck bringt; „Mein Frau, die hilft mir treulich nähren, thut mir auch oft das Mein verzehren."; während in der Venusmuschel noch einmal der Stolz des Mannes auf den Eros der Frau, die auch von anderen angebetet wird, dargestellt ist.

Die Zustände der Ehe: Liebe, Haß, Furcht, Angst, Jammer, Schmerz, Geborgenheit, Freude, sind also hier aufgezeigt.

„Eine tüchtige Frau, wer findet sie?" (Spr. 31,10); in den „Meistersingern" des Richard Wagner erhält nicht Sixtus Beckmesser, der Stadtschreiber, die Bognerstochter Eva als Preis, sondern Walter von Stolzing, ein junger Ritter aus Franken, der sich erst in vielfacher Weise profilieren mußte.

So sind alle Menschen aufgefordert, sich in Bindungen und Trennungen zu bewähren und somit die Leiden der Veränderung zu bestehen.

(Literatur beim Verfasser)

Wolf-Rüdiger Weisbach

Schlimm ist es

am Ende eines Lebens
in der Einsamkeit
weißer Laken und
blitzender Apparate
zu erkennen
das Wahre übersehen zu haben.

Heike Wenig

kennst du die blume des vertrauens

dein schatten hat
an ihren wurzeln gerissen
hat sie verletzt

traurig läßt sie
ihre blätter hängen
sie kümmert dahin

mit zarten Fäden
hält sie sich fest
am boden der vergangenheit

in den gewitterstürmen
deiner gedanken
schwankt sie nach allen seiten

doch nahrung findet sie
durch die erdkrumen des bodens
der liebe bedeutet

F. Jürgen Schell

Die Visite

Montag, Visitentag. Reif in Eile. Die Blutabnahmen. Früher wurde sowas von den Schwestern gemacht. Seit das Pflegepersonal von seinem Wert weiß, ist es mit dem Delegieren vorbei. Herr Doktor, eine neue Studentin. Ihnen zugeordnet, zur Ausbildung... Später. Reif eilt. Eine junge Frau läuft hinterher, hinter ihm. Blauäugig. Ihr Kittel bauscht, noch frisch und weiß und unbefleckt. Hallo - heiße - Annegret - Wester - bin - im - vierten - klinischem Semester. Stößt sie hervor, atemlos, aber strahlend, scheint sich zu freuen, dabei würde eine solche ihn, Reif, woanders doch gar nicht, würde ihn bestenfalls ignorieren. Jetzt aber strahlt sie ihm ins Gesicht, strahlt seinen Status an, wie Wissen kaufen, Erfahrung erbetteln mit Flirtblicken aus dem kinderpoglatten, unbedruckten Leergesicht. Soll auch abnehmen. Arbeit und Blut: den Stauschlauch anlegen, die geeignete Vene wählen, beklopfen, auf die vermehrte Füllung warten, mit Alkohol desinfizieren, wieder trocknen, wegwischen, mit einem Tupfer, die Kanüle aufschrauben, auf das Plastikkäppchen, den Punktionspunkt endgültig festlegen, ruhig ansetzen und zustechen, nicht langsam, wie man vielleicht meinen möchte, anfänglich, sondern schnell, und tief genug, aber kontrolliert, ohne Zittern geradehalten, das Röhrchen aufstecken, den Gummi durchstechen, bis sich das bleistiftminendünne Bächlein rot und munter sprudelnd in das gläserne Röhrchen ergießt. Sie strahlt. Es ist die Studentin. Mit dem Tumor. Hatte auf dem Röntenbild Brüste mit einer Geschwulst verwechselt. Erntete boshaftes Gelächter. Reif erkennt sie erst jetzt. Die Studentin strahlt. Versucht es auch. Sticht daneben. Der Arm wird dick. Auf der Beuge wächst eine Pflaume im Zeitraffer. Zieht die Nadel erschrocken raus, der Stauschlauch noch fest, spritzt es jetzt, als weiter, dünnroter Bogen. Der Springbrunnen bekleckert Reifs Kittel. Formt rostrote Fliegenkörper. Oh-tut-mir-leid-ich-wußte-nicht-daß. Die Studentin glüht. Die Patientin protestiert, schimpft. Reif nickt. Nachsichtig, will es der Studentin nachsehen, will nachsehen, wie sie ist. Riskiert Blicke. Und über ihre Wölbungen, würde sie gerne, ihre Tumoren. Denkt sich schnell weg. Der Kopf hat große, oft gestielte Augen. Bloß keine. Machst du zum ersten Mal; hast du denn noch nie geübt, an einer

Leiche, Apfelsine oder so. Doch doch. An dem zweiten Herzinfarkt. An Massmeier? War fast Glück für euch, daß ich nicht schnell genug vom Clo kam. Die Augen unter erstaunter Vergrößerung, zum ersten Mal Leben auf der unreifen Strahlemaske, wundert sie sich, hatte gedacht, er habe die Hilfeschreie des Patienten nicht gehört, habe deshalb halt angenommen, aber wenn er das jetzt sage, alles anders darstelle, verstehe sie aber nicht. warum er dann nicht. Reif wird rot. Merkt er. Fühlt sich ertappt, hat sich verplappert, sieht sie anders, kann sie nicht verstehen. Fühlt sich erinnert, an Eid und Hilfe, hätte er denn überhaupt, wenn er gewollt oder wäre es möglich gewesen, die Rhythmusstörungen unter Kontrolle zu bekommen, unter seine, Reifs Kontrolle, hätte er Massmeiers Herz wieder in Takt bringen können, ihn tatsächlich rechtzeitig retten können, wer weiß. Sein ganzer vieljähriger Vorsprung, sein Kontaktkapital mit der Studentin droht verloren zu gehen, dabei dachte er schon, wenn auch nur kurz, daran, einen Apfel für sie. Im übertragenen Sinn. Nein. Zu spät. Punkt.

Die Schwestern legen die Krankenakten bereit. Auch die Kurven. Für den Chefarzt. Werden unruhiger, mit dem Näherkommen der Visite. Reif prüft die letzten Befunde. Will vorbereitet sein, wohl vorbereitet. Jede Visite eine neue Prüfung. Der Chef geht voran. Mit schneidigem Schritt. Grüßt knapp. Reif muß hinterher, bloß keine Tür vor ihm durchschreiten, auch so eine Falle, wäre das Ende, sofort, also: direkt hinter ihm bleiben, präsent die Fakten, Diagnosen und Therapiestrategien ausbreiten, keine Lükke aufkommen lassen, im Wissen. Danach die Stationsschwester, mit dem Buch, notiert die Anordnungen, sprachlos, wenn nicht angesprochen, was selten geschieht, also mehr eine stille Schreibstatue. Zum Schluß der bunte Schwanz des Trosses, interessierte wie unwichtige Mitgänger, mehr Zuschauer, haben als Publikum zu applaudieren, zustimmend und unterstützend zu nicken, wenn es die ärztliche Spitze erwartet. Die Fliegen besuchen Blüten, saugen Säfte oder Blut, sitzen auf Abfällen oder Kot, Kadavern, leben auf Warmblütlern. finden sich in Tiernestern und in Höhlen. Der Chef ist schlecht gelaunt. Das spürt Reif sofort. Wittert es. Aus dem Blick, dem allzu knappen Gruß. Reif bemüht sich: sucht den richtigen Ton. Zwischen standhafter Sachlichkeit, genügend Gehorsam runtergenickt, gewürzt mit einer Prise Humor. Trocken. Glaubt er. Landet aber nicht, heute. Kommt nicht an, an diesem Morgen, beim Chef. Fällt eher, tief in Ungnade. Wird runtergeputzt. Weil er, wie er schon aussieht, der befleckt Gekleidete, er der Unachtsame: Befunde verwechselt, Patienten zu umständlich vorstellt, Untersuchungen versäumt, das Falsche gesagt, an das Richtige nicht rechtzeitig gedacht hat. Ach Reif, Sie Versager, aus Ihnen wird nie was, Sie sind nach fünf Jahren nicht besser als ein Anfänger. Der Chef schüttelt seinen schwerwiegenden Kopf. Der Hilfstroß applaudiert mit zustimmendem Schweigen. Die Studentin strahlt. Den neuen, den starken, den respektheischenden Schwarmchef an. Die Vorderflügel sind glasig durchscheinend oder bunt, manchmal verkümmert oder fehlend. Reif muß nicken. Das bleibt ihm noch: das Einzige, Entkommen zwecklos. Nicken ist die auferlegte Buße. Heftiger und gläubiger nicken ist Pflicht, um zu retten, was noch zu retten ist. Reif muß sich durch Gewitter von Gelächter schleppen, stechend scharf, durchbohren, sägen, an ihm. Dem Spießrutenmarathonmeister. Mein Gott Reif, warum haben Sie nicht, sind Sie denn von allen, wie konnten Sie, da müssen Sie doch unbedingt, ein solcher Fehler, ja wissen Sie denn nicht, hätte Sie so gut, wären groß rausgekommen, erfolgreich und berühmt, richtig Karriere als Internist, wenn; aber nein, so nicht! Reif blickt weg, zu Boden, hält den entnickten Hals hin, würde bei Wölfen wenigstens eine Hemmung auslösen, sich auslösen, sein Leben auslösen, nicht auslöschen, nicht mehr gebissen werden; aber die Evolution fordert ihre Opfer, die Sprache enthemmt, macht tödliche Bisse wieder möglich, auch aus der Ferne, ohne Körperkontakt. Reif ist auserwählt. Als Sündenbock. Weiß, daß wer einmal vom Lamm zum Bock erwachsen, gesucht und auserwählt wurde, unter den Assistenzärzten, auf immer verloren hat. Beim Chef. Denn dies sei mein, der für euch. Reif entkommt. Indem er abtaucht, den Kopf einzieht: aus der Schlinge, nicht reinkriecht, sich abwendet, weit, weit weg, an einen erstochenen Chirurgen denkt, an die Macht der Sprache, seiner Sprache; und die Gewalt der Vorstellungskraft, wie sie Wesen erschafft, nie gelebte Wesen, sie zeugt, säugt, wachsen läßt, bis zu Geschichten, die leben, erleben lassen, Eigenleben entfalten, wie Schwingen, davonschweben, wegfliegen, flüchten, in unentdeckte Gefilde. Weit weg vom Chef und seinen Ausbrüchen. Reif kann gelegentliches Nicken nicht immer verhindern. Mehr ein Reflex. Aus dem verlängerten Rückenmark, in der oberen Halswirbelsäule; da, wo der Druck wirkt, der Bruch geschieht, die Hinrichtung vollzogen wird, beim Hängen. Denn nur der langsam schleichende, quälende Tod durch die Strangulation ist nicht vergleichbar mit jenem zügigen Ruck, wenn der Knochenkeil vom Strick getrieben ins Stammhirn jagt und den augenblicklichen Abgang bewirkt. Ein letztes Nicken. Wie von einer Fliege, die sich putzt. Der Chef spricht, erklärt, doziert, lehrt. Reif sieht Lippen klappern, wie Tasten. Hört windweit weggetragene Wichtigworte. Schottet sich ab, schließt die Schleusen, macht dicht. Wird wieder ganz dicht. Innen. Fühlt sich auch mehr als Dichter, als Versdichter, als Verdichter.

Nach dem Sturm geruht die Studentin aufzustehen, auf ihn zuzugehen: mit einem Male gereift, gewachsen, erwachsen, berufen, ihn, Reif zu trösten, ihm Beistand zu versichern, wie Beileid. Die Studentin sagt, er solle es nicht so schwer nehmen, könne jedem passieren, wenn er einen schlechten Tag erwischt habe, das wisse sie genau, habe ihr Vater erzählt, der auch Kollege sei, zwar inzwischen niedergelassen, könne er sich jedoch noch genau erinnern, wie das sei, in der Medizin ist Disziplin eben das Wichtigste. Reif sieht auf, sieht sie an. Reif weiß, daß ihr ausgedünntes Lächeln geliehen ist, ihre Loyalität gilt dem Leittier. Das hier dient nur der Politur der Lippen. Reif haßt Kollegen, die Kollegenkinder sind. So, als seien Wissen, Erfahrung, Erkenntnis und medizinische Kittelweißheit aus dem Kopf des Vaters abgerutscht, bis in den Unterleib, um dort in Gene eiweißkittelig eingebaut zu werden. Erbrecht: Arztfähigkeiten, in coi- tum weitergegeben: intravaginal injiziert, via Penis erectis medicinalis. Die Dozenten: ah, das Ejakulat des Kollegen Dr. Xyz, guten Morgen, wie geht es uns denn heute, wie schön, grüßen Sie ihn doch auch recht freundlich, den edlen Spender. Hauptberuf: Doktortochter. Müssen sich nicht durchbeißen, so. Wissen, wo es lang geht. Sowieso. Reif tritt ab, tritt aus, kann aber nicht, ist verstopft, als könne feindliches Gelächter Gedärm lähmen, wie Insektengift.

Renate Myketiuk

Es war einmal eine Jugendliebe

Sie sind nun achtzig, kennen sich seit siebzig Jahren;
oft sind sie müd, die Beine machen schon Beschwerden
nun sind sie alt, und haben Enkel auch in Scharen;
jedoch sie freuen sich zu sein auf dieser Erden,

So manchmal läßt er seine Geige fröhlich singen,
dann sitzt sie still und lächelt, faltet ihre Hände;
doch kann's auch sein, daß sie die Tasten läßt erklingen,
dann wünschen beide wohl, es möcht' sein ohne Ende.

Sie kocht für ihn, er trägt ihr heim die kleinen Lasten;
gemeinsam speisen sie, so wie in früher'n Zeiten.
Ist eins erkrankt, so wird der andere mitfasten,
und dessen Hände werden jenen dann begleiten.

Und wenn ein langer Tag befreit ist vom Getriebe,
dann ruhn die beiden, die zusammen alt geworden;
einst war es eine sehr bewegte Jugendliebe,
und später ist die Liebe tief und groß geworden.

Ingrid Cremer

durch das wissen
um dich
ist meine welt
vertrauensvoll geworden

Elisabeth Gallenkemper

An den Herzdoktor

Das Herz wieder
auf den rechten Platz gerückt,
ihm Sorgen genommen,
Mut gegeben,
es behutsam erwärmt.

Edeltraud Kühle

Silbermond

Auftauchend aus unsichtbarem Dunkel,
Durchwebend aus ewiger Unendlichkeit,
Eintauchen in tiefstes Inneres.

Gib mir ein wenig Frieden,
  wenn Du mir schon meine Ruhe nimmst;
Schenk mir Dein Lächeln,
  wenn Du mir schon die Zeit nimmst;
Laß zärtlich Dich berühren,
  wenn ich Dich schon nicht begreifen kann.

Trauern läßt mich Deine Kälte,
Frösteln läßt mich Dein silberner Schein,
Schweigen läßt mich meine leere Seele.

Hildegard Nagel

Verlassenheit

Es paßt alles zueinander. Draußen die aufgeweichten, schlammigen Wege, die kahlen Schrebergärten, die mit Brettern vernagelten Lauben und die beiden einsamen Bogenlampen, deren kaltes Licht das ganze am Stadtrand gelegene Gelände nur noch düsterer erscheinen läßt. Und drinnen - in der einzigen nicht vernagelten Laube - die beiden winzigen Räume: Der eine ausgefüllt von einem breiten Bett, in dem zwei kleine Mädchen mit Halstüchern liegen und abwechselnd husten, der andere eine Wohnküche voll unaufgewaschenem Geschirr, schmutzigen Töpfen und einem Sofa, darauf ein junger Mann sitzt und illustrierte Zeitungen ansieht.

Die Mutter dieser drei, blaß, mit Schatten unter den Augen, hat mich zwar kommen lassen wegen der kranken kleinen Mädchen, aber als ich die Untersuchung beendet und ein Rezept geschrieben habe, läßt sie mich nicht gehen. Sie öffnet eine Tür, die in einen langen schmalen Anbau führt mit schrägem Dach und winzigem Fenster, in dem es eisig kalt ist und muffig riecht. Er ist als Wohnzimmer eingerichtet mit einer Couch, einem Tisch, zwei Sesseln und zwei großen Regalen voller Bücher, auf deren Titeln mein Blick voll Erstaunen hängenbleibt.

"Die stammen noch aus der Zeit, als mein Mann im Buchhandel arbeitete," sagt die Frau, die meinen Blick bemerkt hat. "Damals hat er sie billig gekauft. Er hat die Stellung durch eigene Schuld verloren, weil er sich ungehörig gegen seinen Chef benommen hat, und wurde dadurch arbeitslos. Aber das ist doch kein Grund, davonzulaufen! Ich habe gearbeitet, und der Junge verdient auch schon etwas. Wir haben nie gehungert. Da lesen Sie, was er schreibt."

Und während ihr die Tränen in die Augen steigen, holt sie unter ihrer Schürze zwei Briefe hervor, die ich lesen soll. Sie sind von ihrem Mann, der sie vor ein paar Wochen verlassen hat, und in klarer sorgfältiger Schrift steht darin, daß er es zu Hause nicht mehr ausgehalten habe, daß er das Familienleben satt habe, daß er Geld schicken werde, sobald er etwas verdiene, und daß sein Entschluß, allein zu bleiben, unumstößlich sei. Ich versuche mir den Mann vorzustellen, der einige Male mit seinen Töchterchen bei mir in der Sprechstunde war und dann immer freundlich und väterlich mit ihnen gesprochen hatte. Ich versuche mir vorzustellen, wie es in diesem Mann wohl ausgesehen hat, als er sich entschloß, diesen kalten Verschlag, der trotz Couch und Sesseln nie ein Wohnzimmer wird, diese Löcher von Schlafraum und Küche, die er aufräumen mußte, während seine Frau in der Fabrik arbeitete, diese beiden kleinen Mädchen, die ihm ähneln, diesen halberwachsenen Sohn, der seine eigenen Wege geht, und diese abgearbeitete Frau zu verlassen. Den Mann, der außer Lexika und Reisebeschreibungen, Bergengruen und Hermann Hesse, Hemingway und Carossa, Fallada und Manfred Hausmann in seiner Bibliothek hatte und dann kein einziges der Bücher an sich genommen, sondern nur ein paar Hemden und Schuhe eingepackt hatte und auf und davon gegangen war.

Aber wahrscheinlich hatte der Mann die Bücher nur billig erworben und sie sich niemals zu eigen gemacht, ebenso wie die Frau sie jetzt nur hin und wieder abstaubte, ohne je hineinzuschauen. Freunde könnten ihr die Dichter werden in ihrem Kummer und in ihrer Verlassenheit. Sie könnten ihr vielleicht helfen, ihr Leben ein wenig besser zu ordnen, wenn sie ihnen nur ihre Seele öffnete. Aber sie hat das Lesen von Büchern nie gelernt. Die arme Frau in ihrer Verzweiflung flieht die bunten Bücherrükken, die ihr nur eine traurige Erinnerung an bessere Tage sind. Hermann Hesse, Carossa und Manfred Hausmann bleiben in der muffigen Kälte - stumme Freunde hinter einer Tür, die sich vor ihnen verschließt. - Sie aber wischt sich die Augen, geht in die Küche zurück und sucht Ablenkung in den illustrierten Zeitungen ihres Sohnes.

Bodo Meyer-Venter

Absencen

Du schwebst
zwischen
Himmel und Erde
der Wirklichkeit entrückt
Ein Flackern
Ein Zittern
Ein Nebel

Nichts, das dich bedrückt

Kehrst du
bewußt zurück
in diese Welt
erkennst du
die Ohnmacht
des Seins

Udo Pötting

Weil's weh tut
Diagnostik
und Chemie
(Operation
nur ausnahmsweise)
dann Gymnastik
für den
Lebenskampf.

Weil's kämpft,
das Leben,
hilft Gymnastik
- keine Operation -
doch nach Chemie
und ärztlich
induzierter Diagnostik
tut's weh.

Karola Groch

Tapfere Patienten

Oft konnte ich beobachten, wie schwerkranke Patienten gefaßt mit ihrer Krankheit umgehen. Das steht im Gegensatz zu den ängstlichen Patienten, die - im Wesentlichen gesund sind, aber endlos über ihre Befindlichkeitsstörungen berichten und mit Zeitungsartikeln über Medikamente für Gesundheit und Wohlbefinden die Sprechstunde blockieren. Nur das einzig Richtige: aktiv an ihrer Gesundheit zu arbeiten,indem sie sich gesund ernähren, Sport treiben und Zigaretten-und Alkoholkonsum reduzieren, tun sie nicht.

Wie bewundernswert ist dagegen jene Patientin - von Beruf Krankenschwester. Sie leidet an einer fortschreitenden Nierenerkrankung. Seit 5 Jahren lebt sie nur noch durch die Dialyse. Dreimal wöchentlich muß sie den ganzen Tag auf der Dialyseabteilung verbringen. Außerdem belastet sie die Sorge um die Blutwerte und um den Shunt. Je eine Shuntinfektion und -Blutung hat sie schon hinter sich. Es waren drei qualvolle Wochen eines stationären Aufenthaltes, die ihr die akute Lebensgefahr vor Augen führten. Aber sie klagt nicht. Voll Freude berichtet sie, wie gut wieder alles geworden ist.

Sie konnte sogar - dank einer Gastdialyse - eine Reise in den Bayrischen Wald unternehmen. So gestaltet sie sich trotz aller Schwierigkeiten ihre Lebensqualität. Sie hat ihren gesamten Lebenswandel und ihre Familie auf die lebensrettende Dialyse umgestellt. Vermutlich hilft ihr dabei die Erkenntnis, wie schwer sie es vor der Dialyse hatte. Von Tag zu Tag verschlechterte sich ihr Zustand durch die Anhäufung von nicht mehr ausgeschiedenen Giftstoffen. Müdigkeit, Schwäche und und Blutarmut lähmten sie.

Nun ist alles vorbei für den Preis der Abhängigkeit von der Maschine.

Jürgen Paul

Derweilen
Motorsägen
den Wald dezimieren

suche ich
Veilchen
unter dem Laub

Doch - ach -
es ist Herbst.

Hildegard Schreck-Köllner

Es ist nur Krebs

... bezeichnet, gezeichnet, gekennzeichnet,
mit Namen und Farbe und Verlassenheit,
gelassen, allein,
wie ausgesetzt, ohne Aussatz:
ES IST NUR KREBS
ein Wort, das Verderben erwarten läßt ...

Ingeborg Roeder

F F A 207

Meine Geschwister und ich gehören zur Familie der "frei flottierenden Ängste". Wir lassen uns überall da, wo Menschen sind, ohne Ziel treiben, bis wir den typischen Geruch der Angstbereitschaft bei jemandem wahrnehmen. Dann heften wir uns blitzschnell an unser Objekt und der Machtkampf beginnt. Je mehr Widerstand unser Opfer leistet, umso mehr Spaß macht es.

Vor einer Woche nahm ich die Witterung einer eleganten jungen Frau auf. Sie war auf dem Weg ins Büro. Ich spürte, daß ihr Kreislauf etwas labil war und ließ sie beiläufig daran denken, wie unangenehm es wäre, im Bus plötzlich ohnmächtig zu werden. Sie zögerte, stieg aber doch ein. Damit war die erste Runde für mich zwar verloren, aber dann hatte ich gleich mehrfach Erfolg. Ich konnte ihr suggerieren, wie leicht ein Aufzug steckenbleiben kann, und wir gingen die vier Treppen zum Büro zu Fuß. Abends im Kino saßen wir ganz außen in der Nähe der Tür, weil ich ein Bild von einem Theaterbrand in ih Gedächtnis rief, und am nächsten Morgen war die Unsicherheit so groß, daß wir zweimal zurück in die Wohnung gingen, um zu kontrollieren, ob das Gas abgestellt war. Ich war hochzufrieden.

Nun wollte ich den nächsten Steigerungsgrad. Beim Anstehen an der Kasse im Supermarkt nutzte ich ein leichtes Gefühl des Unbehagens bei meinem "Opfer" und signalisierte Bedrohung. Prompt mußten wir fluchtartig nach Hause zurück. Trotzdem war es ein Fehler von mir, denn die junge Dame gehörte leider zu den Menschen, die schon nach dem ersten richtigen Angsterlebnis Vermeidensstrategien entwickeln. Wir verließen die Wohnung immer seltener, und ich fing an, mich zu langweilen. Bald überließ ich mein 0bjekt einer älteren Kusine. Sie ist auf Agoraphobien spezialisiert, und es macht ihr nichts aus, ständig zu Hause zu bleiben.

Hoffentlich erwische ich das nächste Mal jemanden, der mit Hilfe von Ärzten seine Ängste überwinden will. Dann sind wir immer unterwegs, und in den Wartezimmern treffe ich auch viele aus meiner Familie. F F A 119 ist schon fünf Jahre mit dem gleichen Herrn unterwegs, und er kann so anschaulich erzählen. In den letzten Monaten haben sie eine Verhaltenstherapie gemacht, und das war wohl mächtig anstrengend, weil F F A 119 immer zwei austricksen mußte.

Aber jetzt muß ich neue Witterung aufnehmen.

Bodo Meyer-Venter

Mammae

Symbole
der Fruchtbarkeit
sind sie seit
Artemis,
Im Überschwang
den Göttinnen
der Antike
gegeben.
Brüste,
liebliche Weiblichkeit
Doch gaben sie
der Geißel
der Zeit
den Namen:
Krebs.

Alfred Kohlschmid

Mein Freund der Clown

Ja, James könnte er heißen. Eine blaue weite Hose hätte er an und große schwarze Lackstiefel und eine lange bunte Jacke. Weiße Handschuhe würde er tragen. Sein zerknitterter Hut wäre von einer Blume geziert. Und sein Gesicht? Schlau, witzig, gütig. Gar nicht so viel Schminke, die Augen dunkel, leuchtend. Nein, keine rote, klobige Nase, nur ein bißchen Farbe, Tönung um Mund und Wangen.

Wenn ich Sorgen hätte, wäre er da. Ihm könnte ich alles beichten, was mich bedrückt, auch überschäumende Freude könnte ich ihm mitteilen, so wie meine Trauer, meine stille Seligkeit und Sehnsüchte. Mein ganzes Ich mit allen Höhen und Tiefen könnte ich getrost vor ihm ausbreiten. Er fände immer die richtigen Worte, schon sein Blick würde wohltuendes Verstehen ausdrücken. Eine strahlende Erscheinung, ein echter Freund, eine Fiktion, die viele benötigten.

Es hat eine Weile gedauert, bis die Gedanken ihn geformt hatten. Nun habe ich ihn in mir, um mich.

Kenne ich eine so geartete Person, eine Frau, einen Mann, ein Kind, einen guten Nachbarn? Haben andere in ihrer Seele auch einen Clown, einen Tröster, einen fröhlichen Helfer oder Mitstreiter, der auf der gleichen Welle schwingt?

Ob mir Gutes geschieht oder Schlechtes widerfährt, wenn Lärm schadet oder Harmonie mich erfreut, ich kann mich immer zurückziehen zu meiner Idee, zu meiner schillernden Figur der Ausgeglichenheit, der Toleranz, des Humors, der Aufrichtigkeit und der willensstarken gütigen Strenge. Die Gemeinsamkeit befriedigt.

Bist Du der Clown, mein Clown? Der Clown bist du meine Frau, mein Kind, mein guter Nachbar. Warum sollst du so farbig sein? Weil viel Tristesse uns umgibt, weil wir ein frohes, mutiges Herz benötigen angesichts der multiplen unschönen Ereignisse auf dieser Welt.

Wenn der Mensch sich nicht in enge, uniformgleiche Hosen zwängen läßt, wird er zufrieden, glücklich bestehen. Das ist nicht immer einfach.

Ein wenig stolz bin ich schon, daß ich dich, meinen Freund, den Clown erfinden durfte.

Hildegard Schreck-Köllner

Nach der Visite

enttäuscht?
nein!
erleichtert?
auch nicht!
was dann?
betroffen,
innerlich getroffen.

Edeltraud Kühle

Gläserner Duft

Wie ein Glas,
Das einen Sprung hat
Und noch ganz ist -
Bleibt noch ein Duft
Obwohl Du gegangen ist

Wilhelm Pilgram

Da lachten sie alle

Die Frau lag auf dem in der Wohnstube bereitgestellten Bett. Es war eine nach allen Seiten offene Liege. Die Hebamme ging umher und holte etwas aus ihrer Tasche. Sie legte Gegenstände auf den Couchtisch und sprach beruhigend auf die Frau ein. Auf dem Bett lag sie und, wenn die schmerzhaften Wehen kamen, wälzte sie sich hin und her. Sie zog die Beine an und krallte sich in der Hand ihres Mannes fest, der nahe bei ihr saß. Mit seiner Linken streichelte er ihr die gerötete und feuchte Stirn. Trotz seiner Ängstlichkeit, Männer sind nicht die Starken, trotz der Furcht vor den nächsten Minuten drückte er im Gesicht und in den Händen Hilfe aus. Er teilte ohne zu sprechen mit: Ich bin bei dir und leide mit! - Die Frau stöhnte und zog die Beine an. Sie lag völlig in der Natur ihrer selbst auf dem Laken, und der hohe Leib straffte und entspannte sich in kurzer Folge. Mitten zwischen der nächsten Schmerzphase, als sie klagte und sich in der Hand des Mannes verkrampfte, hörte sie vor der Wohnzimmertür ein Weinen. Im schmerzverzogenen Gesicht entstand ein Lächeln. „Hol ihn herein! Im Kinderzimmer wird er sich einsam fühlen, und er hat schon so lange allein gespielt!" Der Mann stand auf und öffnete die Tür. Er führte den Dreijährigen herein. Dessen Tränen versiegten sofort, als er die Mutter sah. Er kletterte auf das Bett und schmiegte sich an die weiße Brust. Die Frau drückte seinen Kopf an sich und küßte ihn ins Haar, während sie das nächste Mal und die weiteren Wehen litt. Der Kleine verstand nicht, warum sie ihn so herzlich schmiegte, daß es fast weh tat. Auch spürte er des Vaters Hand an seinen Schläfen und sah dessen Gesicht dicht bei der Mutter.-

Einmal nur stöhnte sie laut auf, und fragend schaute das Kind sie an. Dann sagte die Hebamme: „Ein Mädchen!" -

Die Köpfe waren noch dicht beieinander, als ein helles Weinen begann. Drei Menschen drehten sich in die Richtung des Kindergeschreis und sahen das rosige und nasse Neugeborene in den Händen der Frau. Sie legte es behutsam, so naß wie es war, zwischen den Gesichtern von Sohn und Vater hindurch auf die Brust der Mutter. Diese schauten auf das strampelnde Wunder. Und als das Kleine ganz plötzlich das Gesichtchen verzog und nieste, da lachten sie alle. -

Brigitte Grohmann

Dennoch reicht mein Blick über die Gärten
bevor an den Hügeln der Traum beginnt.
Auch Zäune und Blätter sind meine Gefährten
und im Sande des Nachbarn spielendes Kind.
Geduld steigt aus gebogenem Rücken
des alten Gärtners hinterm Tor
Zwischen den moosigen Mauerlücken
dringen Sonnenstrahlen hervor.
Neben der Strasse grünt eine Wiese,
so grün hab ich sie nirgends gesehn.
In Jahren, wenn ich die Augen schliesse,
werd ich sie immer noch grünen sehn.
Wenn auch meine besten Gefährten
die Bilder in meiner Seele sind-
dennoch reicht mein Blick über die Gärten,
bevor an den Hügeln der Traum beginnt.

Verena Kappenberger

Ausencia de Amor

Wärme, durchglutet angenehm meinen Körper -
Worte, tanzen unaufhaltsam von meinen Lippen -
Meine Augen sprühen sternenreichen Glanz -
Meine Bewegung, mühelos zurUmarmung bereit -
Meine Illusionen, teilen die Farben am Horizont -
Meine Gedanken, bewegen sich nicht in der Vergangenheit -
Mein Verständnis möchte deine Hand erreichen -
Mam', leider gibst DU mir nur auf diesem Papier die Möglichkeit,
AUSENCIA DE AMOR in PRESENCIA DE AMOR auszutauschen!
Leider!

Edeltraud Kühle

Moment des Glücks

Mon Amour!
Was machst Du mit mir?
Deine Nähe,
Für mich unerträglich.
Du bist es.
Eine neue Dimension,
Mein Kopf platzt.
Goodness, Gracious!
Keine Worte, keine Erklärung
In keiner Sprache.

Olaf Randerath

Arbeit's Los

Jeder
hat ein Recht
auf Arbeit.

Aber

Nicht jeder
kann Recht
haben.

Ingrid Cremer

den blick reinigen
von der milchigen schicht
der gewohnheit
die so vieles tötet

Wolfgang Weise

Alles kein Beinbruch
Ein Chirurg als Patient

Meine chirurgische Praxis war gerade drei Wochen alt, da stürzte ich als Mofa-Fahrer auf einer verschmutzten Nebenstraße im schönen Solling. Eine meiner zahlreichen Töchter, damals 9 Jahre, hüpfte schneller als ich vom fallenden Gefährt und konnte sich schadlos retten. Wie kommt ein ausgewachsener Chirurg samt Tochter auf ein Mofa? Diese Frage lassen wir lieber unbeantwortet.

Den Unterschenkelbruch links, den ich mir bei diesem Sturz zuzog, konnte ich ohne Röntgengerät in freier Natur an der Lage der Dinge und vor allem an der Lage meines verdrehten Beines erkennen. Mitarbeiter vom Roten Kreuz, mit denen ich oft als Rettungsarzt unterwegs war, kümmerten sich rührend um mich, stellten mein Bein in einer Luftkammerschiene ruhig und meinen rechten Arm mittels Infusion. Gemeinsam steuerten wir die nächste unfallchirurgische Klinik an. Die Operation war nicht zu vermeiden und wurde noch am selben Freitagabend vollzogen.

Ich kam auf der Wachstation zu mir, mein linkes Bein lag im gespaltenen Oberschenkelliegegips auf einer Schiene. Ich döste so vor mich hin, zweimal konnte ich ein paar Tropfen Urin lassen. Am Samstagmittag verlegte man mich auf die Normalstation in ein Zweibettzimmer zu einem jungen Zollbeamten mit operativ versorgter Außenbandruptur.

Der Kollege Unfallchirurg erfüllte am Nachmittag seine Visitenpflicht und stellte eine volle Blase bei mir fest. Ich selber schlug Doryl vor, und der Stationspfleger injizierte mir eine Ampulle subcutan.

Kurz darauf - der Kollege Unfallchirurg war längst davongeeilt - bekam ich starke Schmerzen im Unterbauch, wie sie wohl Frauen bei Preßwehen haben müssen. Aber obwohl der Ballon Blase kurz vor dem Platzen schien, stellte sich kein befreiender Wasserstrahl ein; der Sphincter vesicae hatte zugemacht.

Ich klingelte und bat um Katheterisierung. Die Schwester meinte, ich solle mich ein wenig gedulden, der Pfleger käme sofort. Nach einer Weile klingelte ich erneut, doch der Pfleger schien unerreichbar. Ich äußerte die Vermutung, daß alle Schwestern das

Katheterisieren gelernt hätten. Ja, das sei jedoch hier nicht üblich und die Arbeit des Pflegers. Nach langen, langen Minuten, in denen die Angst einer Blasenruptur in mir hochkroch, erschien endlich der Pfleger und katheterisierte mir 1100 ml Urin ab. Zurück blieb eine Riesenerleichterung und ein leichtes Brennen in meiner Harnröhre, wohl als Folge der mechanischen Reizung.

Ich verfiel in einen leichten Schlaf, aus dem ich etwa 2 Stunden später mit einem stärkeren Brennen wieder erwachte. Mein Klingeln mußte die Krankenschwester wohl beim Kaffeetrinken gestört haben, auf jeden Fall bat ich um ein Spasmolyticum wie zum Beispiel Spasmo-Urgenin. Das sei nicht verfügbar. Dann möge man mir ein anderes Spasmolyticum spritzen. Das müsse der diensthabende Arzt entscheiden. Gut, dann solle man diesen benachrichtigen. Die Minuten schlichen dahin wie müde Kellner, kein Kollege kam. Es war Samstagnachmittag, draußen herrliches Herbstwetter. Aber das Hoch über Polen beeindruckte das Brennen in meiner Harnröhre wenig, dieses nahm eher noch zu.

Ich läutete wieder und hatte mir mittlerweile den Zorn des Stationspersonals zugezogen. Der diensthabende Arzt sei benachrichtigt und damit basta. Da griff ich zum Telefon, klingelte den Kollegen Unfallchirurg zu Hause an und schilderte kurz das Geschehen. Als erstes meinte er, ich solle mir Spasmo-Urgenin (sic!) geben lassen. Danach erklärte er sich sofort bereit, den diensthabenden Kollegen zu benachrichtigen. Dieser kam, spritzte mir ein Spasmolyticum intravenös, ich konnte noch einmal 600 ml Urin lassen, und das Brennen war verschwunden.

Wenig später erschien die Stationsschwester, entschuldigte sich für die Vorkommnisse, schimpfte aber gleichzeitig auf die Wachstation, die ja viel mehr Personal und viel weniger Arbeit habe und meine Überlaufblase nicht erkannt hatte. Der Ruf an den diensthabenden Arzt sei bedauerlicherweise von irgendeiner Person nicht weitergeleitet worden.

Die Erleichterung hielt bis zum nächsten Morgen an, dem Sonntagmorgen. Gegen 6:30 Uhr erschienen zwei Schwestern zum Bettenmachen und fragten mich routinemäßig, ob ich Urin gelassen habe. Nein, das war noch nicht der Fall, und der Druck nahm auch langsam wieder zu. Ich wollte keine Konfrontation und fragte, was ich tun solle. Ich solle klingeln, falls ich kein Wasser lassen könne. Also klingelte ich. Die beiden Schwestern beendeten ihre Tätigkeiten und gingen zur Tür. Dabei fiel ihnen auf, daß im Zimmer jemand geklingelt habe müsse. Ja, das war ich, weil sie es empfohlen hätten. Ja, aber sie seien doch im Zimmer gewesen. Ja, aber sie hätten doch gesagt, ich solle klingeln, wenn ich kein Wasser lassen könne.

Ich brach die Farce ab mit dem Hinweis, ich würde mich sofort verlegen lassen, wenn ich nicht das Spasmolyticum erhielte, das mir am Vortage so gut geholfen habe. Wenig später erschien der Pfleger mit einem Zäpfchen, das ich ablehnte. Wiederum wenig später, also gegen 7:00 Uhr am Sonntagmorgen, wehte der diensthabende Kollege mit steinernem Gesicht herein und spritzte mir wortlos ein Spasmolyticum, woraufhin bald das erlösende Rauschen unter meiner Bettdecke zu hören war. Das Problem Wasserlassen war nun überstanden.

Am dritten postoperativen Tag stand der Stuhlgang an. Ich erkundigte mich ganz schüchtern beim Stationspersonal, ob nicht eine Behindertentoilette vorhanden sei. Nun, eine Behindertentoilette war nicht verfügbar. Mit Hilfe meines Zimmergefährten humpelte ich zur Stationstoilette im Gang - eine Naßzelle war im Zimmer nicht vorhanden -, schwang mich auf die Toilette und wuchtete mein schweres Gipsbein auf den für Damenbinden bereitstehenden Abfalleimer. So vollbrachte ich mein Geschäftchen.

Nach Entlassung aus der Klinik heilte mein Beinbruch trotz Selbstbehandlung vorzüglich.

Ähnlichkeiten mit lebenden Personen sind beabsichtigt und entsprechen der Wirklichkeit.

Heike Wenig

aus angst entsteht wut
über machbare zwänge
die mich erdrücken

Brigitte Grohmann

Mein letztes Gedicht vor dreitausend Wochen
ein Zweiglein, plötzlich abgebrochen,
die Domfassade tief in der Nacht
von Lichtern im Wasser überwacht.
Der Abschnitt verlorner Unschuld ersteht,
wenn Trauer von Treppe zu Treppe geht.
Nichts hat Bestand und Alles bleibt,
die Dotterblume am Mühlrad reibt.

Udo Pötting

Grunzend, glucksend
griff der Tod
in seinen Bauch.

Panik
Antidepressiva
Morphiumtabletten.

Nach dem Kampf
versuchte er zu sterben
mit dem Segen seines Pfarrers.

Brigitte Haléwitsch

Abflug von Nikosia

Die Wochen des anderen Seins gehen zu Ende in derselben Angst, mit der sie begannen. Notwendige Veränderung ist ein Zwang, der Furcht erzeugt. Wer hätte nicht Angst vor seiner Herzverpflanzung?

Man kann hier nur zu solchen Stunden wieder abfliegen , zu denen man nachts geweckt werden muß. Umschaltung auf einen anderen Kreislauf wird vorbereitet. Zu diesen Stunden werden Menschen immer von den Mächten der Diktatur abgeholt. Leise, unausweichlich, mit höflicher Eile und perfekter Beflissenheit. Nichts hat hier so elegant funktioniert wie dieser letzte Service. Die Übrigen, die noch nicht dran sind, sollen den Bruch nicht ahnen, bevor er sie trifft. Noch einen Kaffee, einen Orangensaft? Dann laß Dich schön brav abführen, bist doch ein vernünftiger Mensch und willst noch weiterleben.

In der Wartehalle staut sich das Touristenvolk zur Entsorgung. Aschermittwoch, steckengebliebener Karnevalszug in der Sackgasse, angeschwemmter Plastikmüll am Strand. Gelangweilt die Männer, erschöpft die Frauen, von zuviel Sonne und Zusammensein, die Kinder quengeln und kratzen müde an ihren Mükkenstichen. Alle entstellt von krankhaft gelber Bräune, mit Rasierklingen in scharfen Falten zu dummbösen Fratzen geschnitzt, augen- und geschlechtslos. Über massigen blonden Oberschenkeln und Bauchgebirgen aus rotem Pudding baumelt die Fotorüstung, wachsen Taschen wie schwarze Warzen und hornige Tumore heraus.

Auf meine Kehle drückt etwas.Ich weiß, was es ist .Aber ich will keine Narkose. Nur noch einen Orangensaft.Nicht, daß ich noch bleiben möchte, es war schon früher Zeit zu gehen. Nur bleiben will ich, die ich bin, will miterleben, wenn das Herz umgepolt, die Drüsen abgedreht, mein alter Kopf wieder aufgesetzt wird. Ich verspreche, daß ich nicht schreien werde. Meine Augen werden trocken bleiben, ich schnalle mich alleine an und werde die Orangensaftinfusion selber halten.

Das Operationsfeld ist hell ausgestrahlt. Ich sitze aufrecht und starre in die trübe Brühe der kreisenden Gedanken. Ja, ich will zurückkehren . Also was ist noch, wogegen sträubst du dich denn, was wehrt sich überhaupt? Sei nicht so ungeduldig, du mußt es nicht sofort verstehen. Weißt, wirst dich daran gewöhnen. Aber das Auflehnen, das soll bleiben, denn das bin ja ich. Ich will nicht zulassen, daß nichts geschehen sein soll. Laut wird eine flotte Musik in die Touristenohren eingeleitet, kein Loch bleibt lange unversorgt. Verkohlte Trommelfelle sind taub, nichts geht hinein in die verbrannte Unzufriedenheit.

Kasim versteht Englisch nur, soweit er will. Was er spricht, steht in keinem Wörterbuch. Ein in der Sonne früh gereifes altes Kind mit Haaren aus grauer Stahlwolle, einer ungeheueren Nase, den Augen eines Salamanders und gierigen Mandelzähnen. Schwerer Tarzan auf leichten Füßen, der mit zwei Stunden Schlaf auskommt. Unbeschränkter Körper, weiß nicht, daß in ihm ein Dichter wohnt. Er braucht keine Bücher. An manchen Tagen schreibt er einen Satz in sein eigenes Buch.

Why did you come to Cyprus , why you? Er kann mich nach Buffavento hinauf- und wieder hinuntertragen, no problem. Was ich bin, ist ihm egal. Ich bin ,die er sieht. Er zieht auf dem Berg eine Pflanze aus der Erde für seinen Garten. Sie ist vertrocknet, er zeigt auf die feuchten Wurzeln. If not, than as decoration, but perhaps- er deutet auf die Samen. Kasim pflanzt Bäume in die Wüste und begießt sie jeden Tag. Seine Träume wachsen in der Wirklichkeit. Alle seine Papiere passen ihm in die Hemdentasche wie ein Kartenspiel. Er zieht immer das richtige Blatt. In Nikosia gibt es nicht alle Tage Wasser, Kasim hat sich einen Brunnen gebohrt.

Er erntet einen Mirabellenbaum, es ist seiner. Schmeißt einen Fisch auf meinen Teller.Da iß. Kauft einen Wagen junger·Melonen für seine Freunde. Er kratzt sich, wo es ihn juckt und sagt, was er meint. Sein Lachen ist eine Glocke. Ein Ball, der springt schnelle Treppen hinunter, liegt unten still auf dem Mosaik. Über uns leuchtet der Nachthimmel, unter uns blitzt Karmi herauf. Wir schwimmen auf wildem Jasmin. Kasim gräbt seine Zähne in meinen Leib. Unmöglicher Widerstand gegen die bloße Natur.

Unsere Kinder werden sehr schön sein, freut sich Kasim. Er will mir ein Haus in Girne kaufen, ich soll nicht mehr arbeiten, nur schreiben und malen. Er will für mich sorgen. Why do you laugh? No Othello in Famagusta, long dead. Wir sitzen vor der Mauer in Nikosia, essen Kürbiskerne und schauen auf die toten Häuser. Aus den Türen flattern Papierfetzen. Eine Braut tritt heraus, streicht sich den Schleier aus der Stirn. Sie lächelt in die

Abendsonne. Aphrodite ist groß. Sie wartet ewig in Salamis anmutig kopflos und gelassen. Fragen versteht sie nicht.

In Kasims Arm liegen. Spüren, wie er mich schlafend greift. Bis die Hunde und Hähne von beiden Seiten in Nikosia ihre Stimmen erheben.

Wir landen. Kasim ist Gedicht und Traum geworden. So kann ich ihn halten. Kerkentele heißt Eidechse und ist nicht einzufangen. Hier wächst der Oleander nur im Glashaus. Im nächsten Winter fallen ihm die Blätter aus. Pure Natur muß im Museum bleiben. An alte Mosaike darf kein Licht. Ein halber Meter Post wartet auf den Papierkorb. Wenn ich telefoniere, werde ich fünfmal falsch verbunden werden und sechsmal die Geschichte erzählen müssen. Bitte komm nicht in die Wirklichkeit! Der Kaiser von Zypern holt sich bei uns nur dreckige Hosen.

Hans Jungk

Anatomia

Zerrissen, zerfetzt die Reste verwerteter Köpfe
am fasrigen, gefüllten, gefäßreichen Rumpfe
krallenartige, weichgelbe, schuppig verschrumpfte Finger
greifen gefühllos und unnütz ins Leere

Helles, gefasertes, glattes Fleisch leuchtet
rosig, süßlich zwischen geplatzten Fetzen dünner Fascien
dunkles, mehliges Blut quillt dicht und trocken
aus der halbgefüllten Arterie des Schenkels

Wachsbleiches Gekröse widerlich weich
windet sich quellend
unter den matten, schlaffen
glitschig fetten Lappen fahler Haut

Ein Mensch

Heike Wenig

ich habe dir niemals
einen garten voll
duftender rosen versprochen
nun aber will ich
mein land bestellen
die erde pflügen
und dir
du königin der wilden rosen
ein denkmal setzen
inmitten blühender rosensträucher

Hildegard Buhmann

Weine nicht mit den Weinenden:
öffne die Augen und sieh, was zu tun ist.

Karl Wandel

Matka

Man schrieb das Jahr 1941. Wochenlang waren wir auf staubigen Wegen durch die Ukraine marschiert. Staubbedeckt die Uniform, der Sanitätskasten, das Kochgeschirr, die Feldflasche. Aus den staubverkrusteten Gesichtern stach das Weiß der Augen in seltsamem Kontrast hervor. So mancher Fluch galt den motorisierten Kolonnen: "Die brausen an uns vorbei und hinterlassen nichts als aufgewirbelten Staub." - Über Nacht kehrte sich alles ins Gegenteil: Sintflutartige Regenfälle verwandelten den Staub in knöcheltiefen, teilweise bis knietiefen Schlamm, der das Vorwärtskommen sehr erschwerte. Mensch und Tier quälten sich auf den schlammigen Wegen ab. Besonders wenn es bergan ging, mußten die schwerbeladenen Wagen unter Geschrei und Peitschenhieben auf die Flanken der Pferde und unter Mithilfe der Fahrer, die oft in die Speichen griffen, über die Anhöhen gebracht werden.

Ein Bild ist mir unvergeßlich geblieben: Am Wegrand stand ein zitterndes, großes Pferd, das die Fahrer ausgeschirrt und verlassen hatten, weil es weder mit der Peitsche, noch mit gutem Zureden zu einem Schritt zu bewegen war. Das große Tier war sichtlich total erschöpft und stellte sich auf "stur", wie man damals zu sagen pflegte - nicht zu Unrecht. Erstaunlich übrigens, daß die kleinen, ruppigen Panje-pferde die Strapazen eher ertrugen als die aus Deutschland mitgebrachten schweren Ackerpferde. So manches von diesen habe ich tot am Wegesrand liegen sehen: die völlig erschöpften Tiere rutschten aus, fielen in den Schlamm und standen nicht mehr auf. Ein mitleidiger Fahrer hatte dem Tier wohl den Gnadenschuß gegeben - obwohl das verboten war. Die armen Tiere wälzten sich manchmal stundenlang im Schlamm und schlugen verzweifelt um sich: Nur ein Tierarzt durfte das Pferd aus seiner Qual erlösen.

Aber wo sollte man in diesen Weiten den Divisionstierarzt finden - und selbst wenn man ihn fand, so hatte er ja Wichtigeres zu tun, als einen krepierenden Gaul zu erschießen!

Besagtes Tier stand zitternd und durchnäßt nicht unweit einer strohbedeckten Hütte, mit hängendem Kopf und unbeweglich, vom Schlamm gezeichnet. Es tat mir leid, und so versuchte ich, jemanden herbeizuholen. Glücklicherweise saß in der Hütte ein weißhaariger, gebrechlicher Mann, der mir auf Zeichensprache langsam bis zu dem Pferd folgte, dieses gleich tätschelte und ansprach - war wohl Bauer und Pferdeliebhaber gewesen.

Und siehe da, das Tier bewegte sich, zwar zögernd, langsam - aber mit dem Alten in Richtung Hütte! War es der Stallgeruch des Alten, den das Pferd natürlich gleich wahrnahm, war es die Hütte im Hintergrund, das Tier ging mit und fand in einem kleinen, aber trockenen Stallgebäude Unterschlupf.

Was aus ihm geworden ist, konnte ich nicht mehr erfahren, wollte ich auch nicht, denn ich hatte unrechtmäßigerweise dem Heer ein Pferd entführt, was natürlich genau gesehen strafbar war. Ich aber freute mich, der leidenden Kreatur einen Dienst erwiesen zu haben. Hoffentlich hat der Alte den Schimmel behalten können!

Weiter ging es auf den Schlammwegen, vorbei an vielen Panjehütten, aus denen Rauch stieg, der ja Wärme und Trockensein verhieß, aber weiter, immer weiter, bis es eines Abends hieß: hier bleiben wir vorläufig - in einem kleinen, geschützt liegenden Ort. - Ich glaube, er nannte sich sogar Stadt - aber von Stadt fanden wir nichts vor, außer ein paar steinernen Bauten. Dort zog der Stab unter - samt dem "Krankenrevier"

Ich wurde vom Quartiermacher in eine schindelgedeckte Hütte eingewiesen - als Sanitäter durfte ich ein Einzelquartier haben. Das Häuschen machte zunächst von außen einen ordentlichen, zumindest nicht verlotterten Eindruck. Ich war gespannt auf das Interieur und die Menschen darin. Ich klopfte an der Haustür an - nicht ungebührlich, sondern mit Bedacht, um unnötigen Schreck zu vermeiden. Eine weißhaarige schmächtige Frauengestalt öffnete einen Türspalt, es fiel zu meinem Erstaunen der Schein spärlichen elektrischen Lichtes heraus. Einige Brocken der Landessprache hatte ich bereits erlernt, und so sagte ich: "Dobre notsch, Matka" - was ja bedeutet: Mütterchen, guten Abend.

Ich erhielt eine mir unverständliche Antwort, die mir aber keinesfalls unfreundlich oder gar gehässig vorkam. Ich trat näher, die Frau musterte mich mit prüfendem Blick von oben bis unten und machte dann zögernd die Haustüre ganz auf - sie wußte ja, daß ihr keine Wahl blieb! Also zumindest kein haßerfüllter Empfang, eher gespannt, abwartend. Man hatte auch schon Anderes erlebt! Das Innere der Hütte machte bei spärlichem Licht einen sauberen Eindruck - ein größerer Raum, darin stand ein Kachelofen von erheblichen Ausmaßen, der aber nicht bis zur Decke reichte - nein, von oben von dem schmalen Raum zwischen Ofen und Holzdecke, schaute ein bärtiges Gesicht - weißer Bart und weiße Haare - herab - auch sichtlich interessiert - aber unbeweglich, vermutlich der Opa des Hauses, der auf dem Kachelofen sein warmes Lager hatte. Um den Kachelofen herum eine schmale Holzbank, die nach unten durch Gitterstäbe abgezäunt war. In der Mitte des verbliebenen Raumes ein klobiger Holztisch und ebenso klobige Stühle. In der Ecke neben dem Kachelofen eine eiserne Bettstelle, mit Matratze und Wolldecke und sauber bezogenem Kopfkissen. Im Hintergrund eine Ikone, die ich bei dem spärlichen Licht kaum erkennen konnte. Der Nebenraum, kleiner, kaum beleuchtet, machte den Eindruck einer Küche, der Herd war wohl umdiese Abendstunde kalt.

Umständlich setzte ich mich auf die Ofenbank, der Ofen wärmte mir gleich wohlig den Rücken, und ich harrte der Dinge, die da kommen sollten. Nichts tat sich, und so holte ich meine zuvor empfangene Brotration hervor und bestrich sie mit dem Rest "Sägemehlwurst" so hieß die Leberwurst damals bei den Soldaten.

Etwas Unerwartetes geschah: Matka entzündete das Herdfeuer, setzte einen schweren Eisentopf mit Wasser auf und fragte mich "dschai"? Daß "dschai" Tee bedeutet, war mir schon geläufig, und so nickte ich erfreut. Da bin ich ja anscheinend in ein gutes Haus gekommen, dachte ich bei mir und genoß das Wurstbrot und den heißen Tee. Matka musterte mich indessen wieder von oben bis unten und fragte plötzlich "Du Sanitar" Ich nickte "tak, tak" - und damit war zunächst eine Brücke geschlagen. Sie verschwand aus der Hütte und brachte zwei Hühner mit herein. Will sie die womöglich schlachten? Oh, nein, die kamen unter die Ofenbank, in das Gitter und noch weitere sechs dazu. "Zapzerap' sagte sie erklärend - und ich verstand - sie würden über Nacht draußen gestohlen. Solche Tierchen waren damals sehr kostbar! Bei meiner Suche nach einem gewissen Örtchen stieß ich auf einen Bretterverschlag hinter dem Haus. Mit meiner Taschenlampe stellte ich fest, daß sich hier ein sogenanntes Plumpsklo befand - primitiv aber sauber - immerhin besser als der berüchtigte "Donnerbalken" in Gemeinschaftsunterkünften. Ich ging um das Haus herum - anscheinend ein Garten und ein Hühnerstall. Blieb noch das Problem der Nachtruhe. Als ich wieder den größeren Raum betrat, hatte Matka schon in einer Ecke reichlich Stroh aufgeschüttet und gab mir mit einer Handbewegung zu verstehen, daß ich dort schlafen könne. Gut so, dachte ich mir, zog meine Stiefel aus und legte meine Socken zum Trocknen auf die Ofenbank. "Froh zu sein bedarf es wenig, und wer froh ist, ist ein König"

Am nächsten Vormittag - nach dem Morgenappell und der Versorgung einiger fußkranker Soldaten und Betreuung kleinerer Verwundungen und Verletzungen gab es für mich eine Überraschung: In der Hütte saß eine junge Frau mit einem dicken Furunkel an der Backe. Sie machte einen bejammernswerten Eindruck. "Pan Sanitar",sagte Matka und ich verstand, daß ich der Frau irgendwie helfen sollte. Nun, etwas Zugsalbe und eine Schmerztablette konnte ich für sie erübrigen - und sie verließ getröstet das Haus. Ich streckte mich auf mein Strohlager und genoß ein Stückchen Schokolade, das ich mir von einem Kameraden gegen Zigaretten eingetauscht hatte. Auch Matka erhielt ein kleines Plätzchen Schokolade - ein ihr wohl unbekannter Genuß. Sie kochte mir dafür wieder Tee.

Am nächsten Tag - nach dem morgendlichen Appell und der Versorgung von Kameraden - stapfte ich durch die matschigen Straßen, wieder in "mein" Quartier. Wieder stand die junge Frau mit der eitrigen Backe da. Der Furunkel war aufgegangen, der Verband verrutscht, so daß Eiter an ihrer Backe herunterlief. Ich versorgte das arme Weib recht und schlecht, gab ihr wieder eine Schmerztablette. Sie ergriff meine rechte Hand und küßte sie - so etwas war mir von einem "Patienten" noch nie wiederfahren.-Die Tage in diesem ukrainischen Städtchen erschienen uns einfachen Soldaten geradezu wie ein Erholungsurlaub - Essen, Wärme, Ruhe - und dazu gab es noch Post aus der Heimat. Auch ich erhielt einen Brief von zuhause, ein Bild meiner Mutter fand sich darin. In meiner Freude zeigte ich es auch Matka - sie war gerührt. Ihre feuchten Augen sagten mir mehr als Worte. Vom Brief hatte sie meinen Namen entziffert und nannte mich von nun an "Pan Karl". Der Alte stieg von seinem Lager auf dem Kachelofen herunter, besah sich ebenfalls das Bild meiner Mutter und fing an, mir in gebrochenem Deutsch zu erzählen. Erstaunlich, wieso er, der bislang schweigend herabgeblickt hatte - mit einem Male mit mir ins Gespräch kam - ein schwieriges Gespräch, dem ich aber soviel entnehmen konnte, daß sein Sohn, Matka's Ehemann, 1936 "mit viele Mann" aus dem Städtchen verschleppt und seitdem nie mehr gesehen wurde. Sicherlich ein Opfer des berüchtigten Kulakensterbens. Mit einem Male wurde mir manches klar - ich verstand Matka's Freundlichkeit mir gegenüber. Diese erreichte ihren Höhepunkt, als sie mir am Abend bedeutete, ich hätte nun in dem einzigen Bett im Zimmer zu schlafen. Sie verlegte ihre Schlafstelle in den Nebenraum.

Ich war freudig überrascht über solche Höflichkeit, hatte ich doch seit Monaten in keinem Bett mehr geschlafen, und da ich mir sicher war, keine Läuse mehr zu haben, nahm ich das großherzige Angebot dankend an. Allerdings legte ich in einem ungesehenen Moment meine Pistole unter das Kopfkissen - man kann ja nie wissen!

Ich schlief wie im Himmelbett, träumte Nacht für Nacht von zu Hause, Bilder der Jugendzeit tauchten im Traum aus dem Unterbewußtsein auf. Ich verschlief sogar den morgendlichen Kaffeeempfang - was man so unter "Kaffee" verstand - aber Matka kochte mir dafür russischen Tee, wahrscheinlich das bessere Frühstücksgetränk!

Die Stunden, die Tage verrannen - ich erholte mich körperlich - dank einer schnell eingerichteten Sauna im Städtchen rasch, und auch psychisch kam die Erholung - sodaß ich dabei war fast den Krieg zu vergessen - bis es in einer der darauffolgenden Nächte ein schreckliches Erwachen gab: Nach Mitternacht - es mochte wohl zwei oder drei Uhr früh gewesen sein - wurde hart an die Tür geklopft. Matka, sicherlich so erschrocken wie ich, öffnete die Tür, und herein traten, spärlich erleuchtet, doch erkennbar zwei russische Soldaten. Ich war vor Schreck wie gelähmt, konnte auch nicht zu meiner Pistole greifen - mein einziger Gedanke: "Aus - jetzt bist Du in der Falle"

Und da geschah das völlig Unerwartete: Die beiden bärtigen, schmutzüberzogenen, anscheinend jungen Soldaten küßten und umarmten Matka, die vor Freude schluchzte und - mir unverständliche - Worte ausrief. Mich beachteten die beiden Rotarmisten zunächst kaum, da auch der Alte mit Affengeschwindigkeit vom Kachelofen herunterturnte und die beiden samt Matka umfing.

Meine Schrecksekunde wurde von ungläubigem Staunen verdrängt, obwohl ich erst nach und nach begriff, was sich da abspielte. Die Rotarmisten legten Gewehr und Mantel ab, setzten sich mit Matka in der Mitte auf die Ofenbank und blickten nun erstaunt zu mir, der ich noch regungslos im Bett lag, herüber. Oho, dachte ich, die beiden haben den Dienst in der Roten Armee quittiert und haben sich bei Nacht und Nebel durch die damals ziemlich unsicheren und unberechenbaren Linien der Front nach hier durchgeschlagen! - Daß meine Vermutung richtig war, stellte sich bald heraus. Matka deutete zu mir herüber und sprach eifrig mit den beiden Soldaten. Das einzige, was ich verstand,war, "Germanski Sanitar" In den bärtigen Gesichtern der beiden Soldaten nahm ich Neugier und Erstaunen wahr - aber keine Feindseligkeit. Derweilen machte sich Matka in der Küche zu schaffen, machte Feuer, kochte Tee und fing an, eine Suppe zu kochen. Zwischendurch trat sie zu mir - ich war vorsichtshalber noch liegen geblieben und sagte immer wieder: "Pan Sanitar, Sin, Sin!"

Ach! Jetzt fiel bei mir der Groschen: Die beiden waren Matka's Söhne! Daher Matka's Schluchzen und die stürmischen Umarmungen. Die beiden wuschen sich in einem Bottich neben der Haustür, was ich auch tat, und dann wurde ich zu einem Bauernfrühstück - zu fünft - eingeladen. Ach, war das fröhlich! Vergessen der Krieg, vergessen Leid und Entbehrung. - Der Alte übersetzte notdürftig und es kam ein richtiges Freundschaftsmahl zustande. Von ihren Kriegseinsätzen wollten die Beiden nichts erzählen - sie hatten wohl immer noch das Gefühl von Geheimnisverrat - obwohl ich herausbekam, daß sie nicht mehr an den Sieg ihrer Sache glaubten. Nun, dies alles interessierte mich nicht - wir feierten hier in der Hütte Völkerfreundschaft. Fast hätte ich wieder das Kaffeeholen versäumt. Ich erwähnte bei der Kompanie natürlich mit keinem Wort, daß die beiden Rotarmisten bei Matka Unterschlupf gefunden hatten - auch das wäre "Geheimnisverrat" gewesen!

Am Abend - nach Dienstschluß - saßen wir wieder alle fünf um den klobigen Tisch - plötzlich war Wodka da und wir tranken auf Freundschaft - keiner zuviel, sodaß der Abend in Frohsinn ausklang. Der Alte ermahnte mich, nichts von Matka's Söhnen zu erzählen, was ich natürlich - wenn auch mit Gewissensbissen - versprach. Verbrüderung war ja verboten, sogar strafbar - hässlich.

Matka bezog wieder ihr Bett - der Opa seinen Platz auf dem Kachelofen, und wir drei jungen Männer lagen friedlich nebeneinander im reichlich aufgeschütteten Stroh - ein Idyll, das man hätte malen können!

Doch leider, das Idyll zerbrach: wenige Tage später kam der Befehl zum Weitermarsch, und ich mußte Abschied nehmen von dieser freundlichen ukrainischen Familie. Nie habe ich sie wiedergesehen!

Wie mag es ihnen in den Kriegsjahren und danach ergangen sein? Den jungen Soldaten sicherlich ganz schlecht, falls sie sich nicht mit den Deutschen nach Westen durchgeschlagen haben. Und Matka? Auch sie hat sicherlich schwere Zeiten durchstehen müssen - falls sie überlebte.

Unvergeßlich ist für mich dies Erlebnis geblieben: dieser deutsche "Sanitar" war Sohn einer fernen Mutter, die sich um ihn bangte und sorgte, genau so wie Matka sich um ihre Söhne sorgte und grämte. Im Leid gab es zwischen einer ukrainischen und einer deutschen Mutter keinen Unterschied, denn die Liebe einer Mutter kennt keine Grenzen, keine Nationen und keine Parteidoktrin. Sie alle waren Mütter, die sich um ihre Söhne sorgten, fernab der großen Politik.

Bodo Meyer-Venter

Extrauterine

Mehr als hundert
Quartale
kannst auf Routine
du bau'n.
Unregelmäßige Blutung!
Nach zehn Tagen
willst
wieder schau'n.
Links
saß das
Ei
und
dein Ruf
ist vorbei.

Bettina Buchner-Naujoks

Lobgesang auf die Ärzte

Herr, Du gabst uns die weisen Ärzte
im weißen Kittel mit Stethoskop,
mächtige, wissende und beherzte,
Herr, sie verdienen das größte Lob.

Herr, Du gabst ihnen die tiefen Blicke
in Gehirn, Darm und Herz hinein.
Herr, Du gabst ihnen besondres Geschicke,
Menschen von Leiden zu befrein.

Herr, Du gabst ihnen das große Vermögen
bei Bedarf zu verlängern Menschenleben
und Tote zu erwecken sogar;
Herr, was sie können ist wunderbar.

Herr, Du machst sie zu Spezialisten
für Hirnströme, Herzaktion und Tod,
Herr, Du gabst ihnen Notfallkisten,
zu helfen, falls jemandem Herzstillstand droht.

Herr, Du schufst für ihnen Universitäten,
wo sie in dunkle Hörsäle treten,
um die Gesetze des Lebens zu lernen
und sich dann wissend daraus zu entfernen.

Herr, es wissen die meisten von ihnen,
wo der Sitz der Seele genau ist
und wie man menschliche Regungen mißt
mit höchst modernen, genauen Maschinen.

Herr, Du gabst AIDS und Krebsgeschwüre,
damit jeder Arzt seine Grenzen spüre;
Herr, hilf ihnen auch, daß keiner vergißt,
daß ihre Kunst ein Teil des Ganzen nur ist.

Martin P. Wedig

A.I.P. - Aschenputtel im Praktikum

„Donald Duck; Donald·Duck! Mutti, wir wollen nach Disney Land zu Donald Duck", so dringen die glockenhellen Stimmen der beiden Infanten an Cinderellas Ohr. Nach kurzem Schlaf ist Cinderella leicht ausgekühlt, weil Prince neben Ihr den größten Teil der Bettdecke beansprucht hat. Dezent das Kinderquaken abwehrend grunzt Prince vernehmlich. Mit verabschiedender Wendung rollt er sich in·den Rest der Decke und schiebt Cinderella mit freundlichem Druck aus dem Bett.

Cinderella desaktiviert die Infanten, denn um 5 Uhr können sie noch zwei Stunden schlafen. Dann setzt sie Kaffee auf und ordnet den Frühstückstisch. Sie hat nebenbei ihre Morgentoilette verrichtet, als Prince mit Schlaffalten und nach Kaffeedunst schnüffelnd in die Küche kommt. Emsig rückt Cinderella Milch und Zucker in seine Nähe. Ein Zucken der Braue? Ein schelmisches Grinsen? Heute also zwei Löffel Zucker und Milch. Beim Einschenken umfängt Prince Cinderella und·drückt ihr·einen dikken Morgenkuß mit einemHauch von Knoblauch auf Mund und Wange. Beim zugehörigen Klaps auf Cinderellas Heckpartie dudelt das Telefon. Prince hebt zu einem Seufzer an, doch schon hat Cinderella den Hörer abgehoben. Das Telefon dudelt in Serie. Wahrhaft königlich verteilt Cinderella·Audienztermine, während Prince schon Cinderellas Croissant mit Nutella bestreicht und herzhaft hineinbeißt. Prince teilt seine Aufmerksamkeit zwischen Croissant, Morgenzeitung und den eifrigen Telefonaten seiner Gattin. Unter den nervenden Anrufen sammeln sich Krümel unter seinem Thronsitz.

Prince erhebt sich, um nun seine Morgentoilette anzugehen und Cinderella überlegt gerade, wie sie aus den Resten des Frühstücksbanketts einen Imbiß für sich zaubern könnte. Jäh wird sie aus den Gedanken gerissen, als Prince vom Bad her ruft. Dort haben die Infanten eine Thronfolgeaffaire inszeniert. Jennifer hat sich im Bad eingeschlossen und weint nun·hemmungslos, weil sie den Schlüssel nicht mehr ins Schloß bekommt. Ihr Bruder Wolfgang entleert sich inzwischen nach Art der niederen Stände auf dem Flur und ratscht schon wieder munter mit einem Matchboxauto über das Funier der Mahagonikommode. Seine Majestät zeigt·inzwischen Ungeduld, und führwahr, die Zeit drängt, er muß schließlich seinem königlichem Handwerk nachgehen

Unter der Regierungserklärung von Prince an seine geliebte Familie rafft Cinderella einige Assessoires für die Morgentoilette zusammen. Mit zarter Hand und Einmalrasierer befreit sie die königlichen Wangen und das stolze Kinn vom Dreitagebart des Wochenendes. Während Prince - nicht ohne die eingeordnete Wäsche zu durchwühlen - endlich das·oberste T-Shirt gefunden hat und sich einkleidet, befreit Cinderella ihre Tochter aus dem verfliesten Verließ und hat auch noch Zeit, dieMisere im Flur·zu bereinigen.

Leicht indigniert durch die organisatorischen Mängel des morgendlichen Hofstaates läßt sich Prince Aktenkoffer, Autoschlüssel und Terminbuch anreichen. "Gib Mutti einen Kuß", plärren die Infanten. Doch Prince hat bereits seine Karosse bestiegen und grüßt nur noch mit hoheitsvollem Winken.

Während Cinderella den Teppichboden nun gründlicher reinigt, haben die Infanten die Bastion des Frühstückstisches im Sturm genommen. Kleine Seen aus Milch und Kakao durchziehen das Musterländle des Küchenstischs. Feindliche Hegemonialansprüche an Nutella und Schokopopps werden mit erbittertem Marmeladenbombardement ausgetragen.

Cinderella will gerade noch die Folgen der süßen Kartätschen beseitigen, als es schellt. Eilend übergibt Cinderella Infanten und Zepter der Tagesmutter. Sie stürmt zum Fahrrad, mit dem sie zur Praxis fährt, in der sie ihrem Mann assistiert.

Ingrid Cremer

frauen
die sich geschmeidig
machen
die sich solange verdrehen
bis ihr rückgrat
verkrümmt ist
gelten immer noch
als besonders liebenswert
für wen eigentlich?

Hildegard Schreck-Köllner

Entlassen

freudestrahlend
sagt die Patientin
ich habe keinen Krebs
es ist nur ein Carcinom
eine Operation wird nicht gemacht
ich werde entlassen
brauche keine Therapie
und die Ärzte sagten, ich solle es mir zu Hause gut gehen lassen
mir geht es jetzt auch gut
ich habe ja keinen Krebs

Erika Eichhorn

Bedeutung

Vielleicht
verstehst du mich
oder nicht
ich danke dir
dafür
daß es Dir
wichtig war
es zu versuchen

Georg Ernst Jacoby

Fieber

Die leichte, gefährliche Hitze,
die ich so liebe,
wenn der wachere Traum
das müde Bewußtsein besiegt.
Und mit dem Dröhnen im Kopf
empfang ich jetzt Sender im Weltraum.
Auf dem Bildschirm der Netzhaut
nähern sich Körper des Weltalls,
bedrohn mich und rollen vorbei.
Es dehnt und wellt sich der Raum,
Die Farben sind heller und fahler.
Oh, diese Leichtigkeit, mit der
ich den Leib verlasse.
Wie schwer war mir dieser Körper,
der klobig dort unten liegt
im fremden, engen, "Raum" oder "Kammer" genannten
verdunkelten Kubus.

Olaf Randerath

Freiheit

Freiheit
wurde
allzu rasch
erworben
und knebelt
durch Gewinne
des Menschen
Würde.

Heinz Krauß

Abschied

Endlich war es soweit
Heute stand ich auf der Brücke
Mit pochendem Herzen
Die Haut mit kaltem Schweiß bedeckt

Ein letzter Blick schweifte über
das Hohenloher Land
Hinunter in das Kochertal
Hinüber zu den friedlichen Dörfern

Zu schwer drückte die Last der Sorgen
Zu weit die Entfernung zu meiner Familie
Zu tief der Riß in meiner Seele
Zu groß schon der Abstand zu mir selber

Auch konnte der Blick von der Brücke
In die schaudernde Tiefe
Meinen Entschluß nicht mehr umstoßen
Der Sprung von der Brücke schreckte mich nicht zurück

Es gab kein Zurück
Ich wollte auch kein Zurück mehr
Es war endgültig aus
Denn ich wußte: nach dem Sprung in die Tiefe
Wartet am Ende der Finsternis:
Die Befreiung
Die Erlösung
Das Licht
Denn der Tod ist das Tor
Zu einem anderen und neuen Leben

Endlich war es soweit

Karla Kucaba

Das fremde Gesicht

Die Veränderung war vorsich gegangen in ihm und er hatte es nicht bemerkt.
Verletzt und abwartend legte sie sich nun in sein Gesicht. Flach ausgestreckt um Mund und Nase zog sich alles zusammen, was früher einmal locker war.
In den leichten Vertiefungen der Schläfen aber setzte sie zum Sprung an und ließ die Konturen der Stirn schärfer werden.
Eines Morgens übersah er sie nicht mehr.
Das ihm bekannte, vertraut gewordene Gesicht, das er jahrelang getragen hatte wie etwas Selbstverständliches, das er geschont hatte und das sich nicht abzunutzen schien, suchte er vergebens.
Er schaute in ein fremdes Gesicht, das bis zum Zerspringen spröde war. Es hatte auf der Lauer gelegen, um sich im passenden Augenblick zu zeigen.
Dieser Augenblick war gekommen.

Das Weggehen der Frau war ohne Umstände.
Ihre wenigen Erklärungen hatte er nicht verstehen können, er war nicht vorbereitet darauf.
Seine Hände hatten schnelle, heftige Bewegungen ausgeführt und für einen Augenblick den Ärmel ihrer Jacke festgehalten, als sie ging.
Dann kam die Stille.
Und nur einmal noch fuhr mit schrillem Kreischen etwas mitten durch ihn hindurch, riß von seinem Gesicht ab, was er geschont hatte.
Seiner Arbeit ging er nach wie immer.
Nur die Hände bewegten sich, als hätten sie nichts mit ihm zu tun. Sie schienen ihren Gewohnheiten nachzugehen, doch ab und zu griffen sie ins Leere.
Sein Gesicht trug er vor sich her.
Dahinter floß die Verzweiflung über, breitete sich aus, schwemmte jede weiche Linie fort, um Platz zu schaffen für den tiefen Riß in ihm.

Er machte lange Umwege, bevor er abends sein Zimmer betrat. In den Spiegel schaute er nicht mehr. Der Abstand zu diesem Gesicht war schon zu groß. Es fiel von ihm ab.
Das Wirkliche durchzumachen hatte er keine Kraft mehr.
Sein Platz war jetzt dicht bei der Heizung im Zimmer, dort, wo sein alter Stuhl stand.
Sein Bartgestrüpp bekam ein frostiges Grau, das auch in seinen Augen war.
Der Arzt, der vor ihm stand, stellte keine Fragen. Er hörte ihn sagen, daß man etwas für ihn tun werde. Er sah zu, wie ein paar Sachen von ihm in eine Tasche gelegt wurden.

Udo Pötting

Beziehungskunst
Kunstbeziehung:
wir, du, ich!

Siepatient
Icharzt
Wirbehandlung.

Kunstbeziehung:
Malerei, Musik
und Dichterworte.

Heike Wenig

mit lautlosen segeln
gleitet das boot
durch das meer
des zeitgeistes

zeitstühle werfen
ihren schatten aus
nach der
davonhastenden unrast

verlorengegangene
zeitfragmente
werden von der wellenflut
auf den strand getragen

ein hoffnungsschimmer
kreist am wolkenlosen himmel
über den leise
hin und hertanzenden baumwipfeln

Elisabeth Gallenkemper

Arzt - Patient

Ich habe geredet
zu deiner Wohlfahrt.
Du aber schwiegst,
dachtest, ich höre nicht.

In der Nacht heulten
Eulen und Hunde um dein Lager.
Ich hörte und horchte,
ich roch den Brand
deines Leibes, wollte ihn löschen.
Du aber schlugst mich
anstatt den Brandstifter.

Edeltraud Kühle

Begegnung

Verloren in der
Phantasie des Augenblicks.

Ein Lächeln der Erinnerung
Auf den Lippen.

Sekunden stiller Übereinkunft
In Faszination
Glücklich strahlender Augen.

Traumhafte Wirklichkeit,
Unausgesprochene Worte
Im Glanz der Stille.

Kathrin Sturm

Urlaub zwischen den Jahren

Es hatte zu Weihnachten geschneit, das erste Mal seit mehr als zehn Jahren. Doch in diesem Jahr gab es kein Weihnachtsfest für Kathrin, denn sie hatte Heiligabend Dienst, und dazu noch eine unerbittliche Erkältung.

Vielleicht war es diese Mischung aus Fieber und harter Arbeit, die die Traurigkeit wieder hervorgelockt hatte.

Der Tag war hektisch gewesen. Der gesamte Nachmittag war angefüllt mit der ambulanten Versorgung junger Leute, denen die Wartezeit beim Kassenärztlichen Notdienst wieder zu lang war, und die daher ihre Erkältung gleich im Krankenhaus vorstellten. Sie hatte aus diesem Grund zu wenig Zeit gefunden, auf den Stationen nach dem Rechten zu sehen. Besonders auf der Intensivstation war sie schon viel zu lange nicht mehr gewesen, das Pflegepersonal reagierte aggressiv, Kathrin fühlte sich nicht zum ersten Mal an diesem Tage hilflos. Jetzt war es zehn Uhr abends, und endlich war Zeit für ein Butterbrot und eine Tasse Kaffee.

Der Blick aus dem Krankenhausfenster hinaus in die Weihnachtsnacht war schön, die weißen Flocken fielen langsam und anmutig und tauchten alles in Stille. Drinnen herrschte das übliche Chaos aus Schmerzen und Verzweiflung.

Die Traurigkeit kam, als Kathrin an die letzte weiße Weihnacht dachte, die sie erlebt hatte. Damals war sie nach der Bescherung mit ihren Eltern, ihrem Bruder und dem Terrier durch den Neuschnee gelaufen. Sie konnte sich noch sehr gut an das Gefühl erinnern, das wohl Glück gewesen sein mußte. Dieses Gefühl hatte sich rar gemacht, dafür kam die Traurigkeit immer öfter und blieb für viele Wochen. Meist bemerkte Kathrin ihre Anwesenheit erst, wenn sie sich, wie heute Nacht, bewußt an das Glück erinnern mußte. Kathrin ärgerte sich über ihre Gedanken - das half ihr auch nicht weiter. Zum Glück bereitete der Pieper dem Grübeln ein Ende. Frau Schmidt auf der Privatstation lag im Sterben und hatte Schmerzen. Kathrin setzte sich in Bewegung, um Morphium anzuordnen. Als der weite Weg fast beendet war, ging der Pieper wieder - auf der Intensivstation wurde eine Neuaufnahme eingeliefert. Kathrin rannte los, sie schaffte die vierzehn Treppen immer noch in einer passablen Zeit, jedenfalls schneller als der baufällige Aufzug. Ein 60-jähriger war während der Christmette zusammengebrochen, Herzstillstand. Die Notärztin hatte den Kreislauf nicht wiederbeleben können. Auch Kathrin konnte nichts mehr tun. Sie versuchte, die Familie zu trösten. Ein Sohn weinte, die Ehefrau blickte starr vor sich hin.

Als der Morgen endlich dämmerte, war das Fieber wieder gestiegen. Kathrin schlich nach 27 Stunden Arbeit hustend nach Hause, sie war nicht zum Schlafen gekommen. Ein wohlbekannter, bohrender Kopfschmerz breitete sich aus, und da war auch schon die Übelkeit, die immer nach durchgearbeiteter Nacht Kathrins Tag versüßte. Gleich würde sie sich übergeben müssen. Draußen schneite es immer noch. Kathrin schloß die Augen. Vor ihr lagen vier Tage Urlaub, hoffentlich genug, um die Erkältung zu kurieren.

Udo Pötting

Schicksal zieht
Wolken ziehen
Menschen ziehen um.

ziehen vorbei
zogen gezogen
fort.

Karawanen
Flüchtlingszüge
Völkerwanderungen

Zigeuner ziehen
Deutsche
wandern aus.

Aus den Weihnachtstagen
zurück,
ist Frau A. gestorben,

die du jahrelang,
mit Hausbesuchen,
versorgt hast. -

Erika Eichhorn

Mein Rücken

Schmerzen
so quälend vertraut
doch nie verstanden

zum ersten Mal
anders erlebt
als sinnvoll
verständlich
aus meiner Geschichte

und damit
vielleicht
heute entbehrlich

Wolfgang M. Klingler

Die medizinische Gesellschaft

Der Vorsitzende eröffnete
die Sitzung,
begrüßte die Teilnehmer,
dankte den Firmen
für ihre finanzielle Unterstützung
und bat den ersten Redner
um seinen Vortrag.

Am Abend versammelten sich die Herren
im Speisesaal des Kongresszentrums
und gingen zu den wesentlichen Dingen
des Tages über.

Petra Gebhardt

Arztfrau

Ich wünsche mir, ich könnte ein Jahr in Klausur gehen! In meiner Vorstellung sitze ich vor einem einsamen Holzhäuschen, schaue auf einen See und habe nicht mehr zu tun als zu denken, zu lesen und zu schreiben. Ich müßte mir nicht den Kopf zerbrechen, was ich morgen und jeden anderen Tag kochen soll, was ich einkaufen und erledigen muß, wann die Handwerker die Fenster einbauen können oder welche neue Arzthelferin ich einstelle. Ich müßte nicht dauernd telefonieren, organisieren, zuhören, trösten und reden, immer wieder reden. Dann könnte ich schweigen, denken und träumen. Kein Fernseher, keine Zeitung, kein Telefonat, keine Besucher, keine Belange der Kinder, keine Patienten, die morgens um sieben ans Küchenfenster klopfen, wenn ich noch im Morgenrock bin, keine Einladung und keine Fortbildung könnten mich davon ablenken, mich damit zu beschäftigen, wo ich stehe, wohin ich gehen möchte, woher ich komme und was hinter mir liegt. Wie das wohl ist, wenn man nur sich selber hat ?

Gerade jetzt, während ich diese Zeilen schreibe, im Garten sitze,und mir den Rücken von der Sonne wärmen lasse, während die Meisen in den Nistkasten fliegen und ihre Jungen füttern, ein Eichhörnchen den Apfelbaum hinaufhuscht, und ich darüber nachdenke, welche selbstgesäten Bäumchen entfernt werden müssen, schaffe ich es, ein paar Worte bis zum nächsten Komma zu schreiben, bevor mein Sohn davon plappert, was er sich demnächst alles wünscht, meine Tochter stöhnt, was sie für ihre Geschichtsarbeit lernen muß, eine andere Tochter mir ihre Vorstellung von ihrem nächsten Reitausflug schildert. Ich muß zwei Kaninchen einfangen, die ausgerissen sind und vom Hund gejagt werden, und ich werde von den Hühnern belagert, die gefüttert werden wollen. Aber heute nachmittag habe ich es gut! Es klingelt kaum das Telefon, das Haus ist geputzt, die Wäsche gewaschen und es kommen keine unerwarteten Besucher. Wie kam es nur, daß ich Mutter, Hausfrau und Ärztin wurde?

Als ich ein Teenager war, stellte ich mir vor, ich würde eine Karrierefrau werden mit hochgestecktem Haar und engen Röcken. Ich sah mich selbstbewußt durchs Leben gehen, unbehelligt von kleinlichen Alltagsproblemen. Nur einige Jahre später entschied ich mich, Mutter und Ehefrau zu werden. Schon nach kurzer Zeit war der Höhepunkt des Tages, mit meinem Babysohn zum nahen Teich zu gehen und die Enten zu füttern, während mein Ehemann die neuesten Nachrichten von der Universität nach Hause brachte. Das Wochenende bescherte mir dann einen Spaziergang zur Dresdner Bank, wo ich teilhaben durfte, wie er die neusten Börsenkurse im Schaufenster las.

So beschloß ich, doch das Abitur zu machen und Medizin zu. studieren. Dieses Ziel wurde von der Familie belächelt und bezweifelt. Nichtsdestotrotz verlief das Studium glatt und ohne Probleme. Aber was sollte ich nun mit der Approbation und Promotion beginnen? Schnell wurde mir klar, daß man zwar unzählige Möglichkeiten hat, den Arztberuf auszuüben, jedoch nicht als Frau und Mutter. Mein erster Versuch mit der realen Arbeitswelt außerhalb behüteter Klinikmauern erwies sich als Härtetest, hat mich aber merkwürdigerweise nicht davon abgehalten, später diesen Weg einzuschlagen.

Vielleicht deshalb, weil mir nichts anderes übrig blieb? Ich übernahm eine Praxisvertretung auf dem tiefsten Land. Allein in einem großen unbekanntem Haus hinter dem Deich zu wohnen, geht ja noch an, aber das Telefon neben meinem Kopfkissen und der Pieper in der Tasche beunruhigten mich doch. Der Gedanke daran, was ich tun muß, wenn nachts das Telefon klingelt, und ich zu einem einsamen Gehöft fahren muß, wo mich vielleicht ein zähnefletschender Schäferhund erwarten würde, ließ mich nicht schlafen. Ich besaß nicht einmal eine Karte, aber da ich im Kartenlesen sowieso nicht begabt bin und nicht jedes Haus eingezeichnet ist, hätte es mir auch nicht viel geholfen.

Ein anderes Problem betraf meine Ausbildung und mein Wissen von der Universität und Klinik. Fleißig hatten wir nach dem Gegenstandskatalog gelernt, wo jede Seite damit beginnt: „Der Student soll wissen..." Aber nirgends war dort aufgezählt worden, was ich tun soll, wenn ein Patient mit Schnupfen, Husten, Durchfall, Insektenstichen, Erbrechen oder anderen nicht lebensgefährlichen Krankheiten zu mir kommt und schnelle Hilfe erwartet. Zum Gück hatte ich mich darauf vorbereitet und in einem kleinen Ordner notiert, was meine eigene Hausärztin in solchen Fällen früher rezeptierte. Dies erwies sich als sehr nützlich, und trotzdem oder gerade deswegen kam ich mir dilettantisch vor, wie ein Laie, der eine Rolle spielt. Ich fühlte mich nicht als Ärztin.

Schnell lernte ich, daß beim Erstkontakt mit Patienten nicht das angelernte Wissen.an erster Stelle steht, sondern das genaue

Hinsehen, Zuhören, Ertasten, Horchen und eigene Empfinden. Der Kollege,der mir seine Praxis anvertraut hatte, sagte in einem Gespräch: „Man muß sich entscheiden, ob man in seinem Leben Verantwortung übernehmen will oder nicht“

Ich war froh, als diese erste Vertretung zu Ende war, und ich in den Schoß meiner Familie zurückkehren konnte. Im Laufe der Jahre habe ich dann an vielen verschiedenen Stellen gearbeitet. Immer wieder mußte ich mich entscheiden, welchen Weg ich gehen wollte. Einmal stellte ich mich in einem Forschungsinstitut vor und erhielt die Stelle. Nach einer schlaflosen Woche des Zweifelns, rief ich dort an und nahm meine Zusage wieder zurück. Ich konnte mir nicht vorstellen, acht Stunden in einem Labor zu verbringen, womöglich Tierversuche zu machen und die Fürsorge für meine Kinder einer fremden Person anzuvertrauen.

Es ist doch merkwürdig, daß bei gleichem Ausbildungsstand, bei gleicher Intelligenz und gleichem Verdienst immer wieder auch heute noch die Verantwortung für die Kinder von den Frauen übernommen wird, wobei die Väter in aller Seelenruhe und ohne schlechtes Gewissen ihren eigenen Interessen und Karrierewünschen nachgehen. Die Rollenverteilung bei der Aufzucht des Nachwuchses scheint fest in den männlichen und weiblichen Köpfen verankert. Bei den Männern wundert mich das nicht, denn sie müßten ja auch viel mehr leisten, wenn sie ihre angestammte Rolle erweitern würden. Doch sehe ich häufig mit Erstaunen, wie junge Frauen klaglos ihren Beruf und ihre Karriere aufgeben, um den Nachwuchs zu hüten. Leider erlebe ich in der Praxis junge Mütter mit psychosomatischen Leiden und ältere Frauen, die nach Auflösung der Familie an Depressionen erkranken.

Der einzige Weg, auf Dauer berufstätig zu sein, und sich trotzdem um die Familie zu kümmern, lief für mich dahin, daß ich mich in einer kleinen Praxis niederließ in einem Haus, in dem wir auch wohnen wollten. Dies war für viele Jahre eine sehr gute Lösung.Es ist praktisch und zeitsparend, nur über den·Flur zu gehen, in einer kleinen Pause die Kartoffeln aufzusetzen oder nach einem kranken Kind zu sehen.

Ein normaler Arbeitstag verläuft folgendermaßen: Morgens nach dem Aufstehen werden die Kinder geweckt; Frühstück machen, Schulsachen packen, Abschiedsküßchen verteilen, Zeitung lesen, Küche putzen, aufräumen, waschen, anziehen und die Praxis aufschließen.

Natürlich stehen schon Frau Beinert und Herr Wiesberger vor der Tür. Die Rentner, die am meisten Zeit haben, kommen immer dann, wenn wir am wenigsten davon haben: gleich morgens früh, wenn Blut abgenommen wird. Frau Paul, meine Arzthelferin trudelt auch ein, und wir machen uns gemeinsam an die Arbeit. Sie geht gehetzt ins Labor, ich nehme Frau Beinert mit in mein Sprechzimmer. Sie ist eine alte, liebe Dame, immer bescheiden und zufrieden und klagt heute mal wieder über Schwindel. Nur wenn die Schwiegertochter und der Sohn auf Segeltörn gehen, wird sie weinerlich und besucht mich besonders häufig.

Herr Wiesberger ist ein rüstiger Achtziger ohne schwere Erkrankungen außer einer larvierten Depression, macht sich aber große Sorgen über einen Blutdruck von 160/90, schildert mir die Leiden seines chronischen Analekzems, klagt über Kopfschmerzen, Magenbeschwerden und allgemeine Verdauungsstörungen. Ich höre zu, untersuche, gebe Ratschläge und bemühe mich um neue Heilmittel. Danach bitte ich Herrn und Frau Herrmann ins Sprechzimmer. Frau Paul rollt leicht genervt die Augen gen Himmel, und ich zügele meine Ungeduld, lächele besonders freundlich und höre aufmerksam zu. Herr Herrmann beschreibt ausführlich, daß er am Tag zu wenig Wasser lassen muß, aber nachts vom Harndrang geweckt würde. Er nennt die Milliliter, die er ausgeschieden hat· und die Flüssigkeit, die er zu sich genommen hat. Ich bemerke, daß er mit der festen Nahrung auch noch Flüssigkeit zuführe, woraufhin er mir schildert, wie er das Volumen und das Wasser aus einer Portion Blumenkohl berechnet. Ziemlich verblüfft darüber, womit Herr Herrmann sich beschäftigt, lausche ich den Kommentaren von Frau Herrmann, gehe Punkt für Punkt die schriftliche Frageliste durch, versuche für jedes Problem eine Lösung zu finden und bin froh, nachdem ich die beiden verabschiedet habe, mich ein paar jungen Patienten zuwenden zu können, die Heuschnupfen und einen verstauchten Fuß haben.

Um 11.00 haben Frau Paul und ich eine kurze Kaffeepause. Wir erzählen uns, was wir heute kochen wollen, und was die Kinder angestellt haben.

Danach sind Patienten mit offenen Beinen oder Rückenbeschwerden zu behandeln, Spritzen müssen gegeben werden, EKGs werden geschrieben oder Ohren gespült. Ich sage allen Patienten Guten Tag und spreche mit ihnen. Zum Sprechstundenende kommen noch schnell einige Patienten; dann schließen wir alles ab und sagen tschüß für heute. Ich fühle mich angespannt und ausgelaugt. Aber leider ist zum Entspannen keine Zeit, denn ich muß den Schreibtisch mit dem Kochherd tauschen. Während ich

Kartoffeln schäle, kommt das jüngste Kind aus der Schule. Nach und nach füllt sich das Haus. Es wird gegessen,über die Schule gesprochen und Hausaufgaben gemacht. Der Nachmittag vergeht mit Küche putzen, Wäsche wegräumen, Diktat üben, Post lesen, EKGs auswerten und Hausbesuche machen.

In der Nachmittagssprechstunde arbeite ich allein. Dann kümmere ich mich vorwiegend um Berufstätige und Schüler, abgesehen von dringlichen Erkrankungen. Meistens schließe ich um 18.30 die Praxis ab, erledige noch ein paar Verwaltungsarbeiten und wechsle wieder in die Küche, um die Schulbrote für den nächsten Tag zu schmieren. Die Kinder wollen dies und das und müssen in ihre Zimmer und Betten verfrachtet werden, damit ich endlich auf dem Sofa meine Beine hochlegen kann.

Inzwischen fühle ich mich als richtige Hausärztin und versuche, den Patienten das zu geben, was sie selber nie genug haben und von anderen nicht bekommen: Zeit. Dies wird mit Dankbarkeit quittiert und gibt Befriedigung, auch wenn es schwer fällt, privat den Kindern und beruflich den Patienten Zuwendungen zu geben.

Langsam werden die Kinder erwachsener, und mein Arbeitsmodell ist nicht mehr zwingend notwendig. Soll ich nun noch mal von vorne anfangen und etwas Neues beginnen?

Verena Kappenberger

Begegnung

Unter dem Tisch spürte ich
die kalten Eisenstäbe deines Rollstuhls,
und über dem Tisch sah ich dir in die Augen
und alles sprühte nach BEWEGUNG.
Verdammt, ich wurde mir plötzlich meiner Lähmung bewußt -
ein erstarrtes Innehalten meiner Hände
wo ich in diesem Augenblick so gerne umarmt hätte!
Wie wenig, - entsetzlich wenig war ich in diesem Moment
für dich -
für mich!
Die Rose von dir steht jetzt vor mir auf dem 'Tisch,
in voller Blüte
und....
ich werde mein Gefühl der Armut nicht los.

Thomas Bruns

Angst

Der Wald duftete nach feuchter Erde,
doch das schien er nicht zu merken.
Für ihn bedeutete der Wald nur Sicherheit,
Schutz vor den durchdringenden Blicken seiner Häscher.

Er kauerte nieder um Luft zu schnappen
und tastete seine Umgebung mit ängstlichen Blicken ab:

Von fern hörte man die Motorsägen der Baumfällerkolonne.

Oswald Andreas Bührer

In der Apotheke

Er freut sich auf die freien Tage über Weihnachten und Neujahr. Die Kinder können es kaum noch erwarten, mit ihm zu spielen und radzufahren. Falls Schnee fällt, hat er versprochen, mit ihnen skizulaufen. Bei der Inventur wird er erstmals ohne Angelikas Hilfe auskommen, der Computer erleichtert vieles; der Jahresabschluß hatte sie immer zwei anstrengende Tage gekostet. Trotz der Tatsache, daß in seiner Nähe eine weitere Apotheke eröffnet hat, wird der Gewinn ordentlich sein. Seine Gedanken werden unterbrochen durch eine Gestalt, die in einem schwarzen, weiten Umhang durch die gläserne, automatisch sich öffnende Türe tritt. Sein etwas fülliger Oberkörper, den er eben noch mit beiden Armen auf dem Verkaufstisch abgestützt hatte, richtet sich auf, ihre Blicke treffen sich, fallen ineinander. Die Frau bleibt erst stehen, dann bewegt sie sich sehr langsam auf ihn zu. Ihre Augen lösen sich nicht voneinander. Er erschrickt, als ob er plötzlich an einem Abgrund stünde, als ob alles Glück, das ihm je widerfahren könnte, in dieser einen Person, dieser Frau, die nur durch den Tisch getrennt vor ihm steht, zusammengebündelt sei. Er spürt die Kraft aller Liebe, zu der er fähig ist. Wie ein Airbag. Sein Körper ist dafür fast zu eng. Er glaubt zu platzen. Er hätte hinterher nicht sagen können, wie lange sie sich anstarrten. In den Augen der Frau breitet sich Entsetzen aus, sie dreht sich abrupt um und rennt aus der Apotheke. Seine Starre löst sich langsam. Sie hatten kein Wort miteinander gesprochen, er hatte sie nicht nach ihren Wünschen gefragt.

Sie rennt einfach hinaus, nur fort - fort - fort. Morgen wird sie ihre Migräne bekommen, wie immer vor ihrer Periode. Sie wird keine Tabletten dagegen haben, es ist ihr jetzt gleichgültig. Hätte der Mann hinter der Theke sie stumm bei der Hand genommen, sie wäre mit ihm fortgegangen, sie hätte es geschehen lassen, nichts gefragt. Sie wäre sicher gewesen, das ist gut so. Der Himmel über ihnen wäre blauer gewesen als irgendwo sonst. Die Blumen auf den Wiesen hätten leuchtender geblüht als früher; das Heu hätte so intensiv gerochen, daß sie sich hätten hineinlegen müssen. Die Herbstbäume hätten geglüht. Im Schnee hätten sie versucht, ihre Gesichter zu kühlen. Sie hätten in den Nächten einander gedient, sich mit Zärtlichkeit wach und müde gemacht. Wer morgens als erster die Augen aufschlug, hätte den anderen so lange angeblickt, bis dessen Träume friedvoll geworden wären und das Erwachen ein freudiges Fest. Das alles schießt ihr im Zeitraffer durch den Kopf. Hätte der PKW-Fahrer nicht gehupt, sie wäre glatt in das Auto gelaufen.

Zu Hause scheuert sie wie wild die Fronten der Küchenschränke und der Arbeitsflächen. Im Bad stinkt es bald nach Sagrotan. Als sie die Betten macht, drischt sie entgegen ihrer Gewohnheit auf Kissen und Decken ein.

Die Migräne am folgenden Tag bleibt aus, die Periode auch an den weiteren. Als der Frauenarzt, bei dem sie bislang wegen ihrer kinderlosen Ehe in Behandlung war, ihr mitteilt, daß sie schwanger sei, weint sie lautlos. Sie übersieht die Hand des Arztes, der sie beglückwünschen will und verläßt grußlos das Sprechzimmer.

Heike Wenig

starre maske mit bleichem gesicht
tanzende bewegungen im fahrigen stil
nach sehnsucht aufjammernde weisen
schlangenförmig menschgewordene körper
tanzende grellfarbene clowns
amüsement mit zuckenden gliedern
klatschende hände der menge
realitätgewordener traum der zauberer
im zwanzigsten jahrhundert

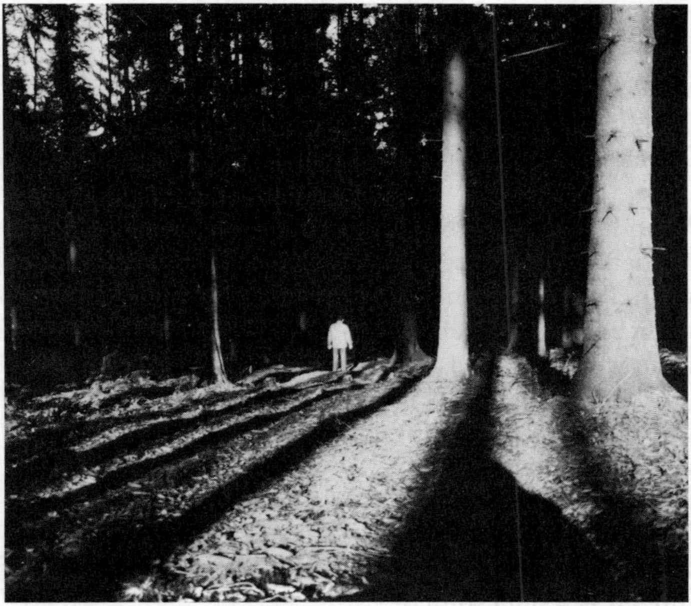

Hildegard Buhmann

Wind spielt im Haar
Regen vermischt sich mit Tränen.
Ich gehe, laufe,
immer schneller
immer weiter

bis endlich
dunkle Kühle des Waldes
meinen Schmerz betäubt,
leises Rauschen
den Schlag des Herzens beruhigt

bis endlich, warm und hell
die Sonne durch das Dunkel bricht
und irgendwann
fallen meine Gedanken
in die gläserne Schale
der Hoffnung

Anne Alpert

Glück

Wenn langsam die Nacht
aus den Büschen steigt,
wenn die Unsicherheit
endlich wieder weicht,
wenn weicher Wind
aus den Bäumen fällt,
und der Garten allmählich
wieder erhellt,
dann lockt, ruft und pfeift es!
Erst verschlafen und leise,
erst hier und dann dort,
und ich erwache sofort.
Der Frühling ist auf der Reise!

Ingrid Cremer

worte streicheln
berühren
nageln fest
reißen wunden auf
trösten

Wolfgang Hensel

Angst

Die Einsamkeit ist in dir
wie in einem riesigen Park.
du denkst, du kennst sie
doch es gibt keinen Anhaltspunkt.

Du kannst mit mir reden
wenn du alleine bist,
in einer Welt, in der dein Lächeln
zu einem unschuldigen Engel wird.
So viele leere Tage
und ich habe nichts getan,
manchmal bin ich sicher
das goldene Licht gesehen zu haben,
doch wenn meine Zeit gekommen ist.
denke ich nicht mehr daran.

Niemand erzählt mir
wie langsam die Tage vergehen
und ich träumte von den Menschen,
die ich kennen möchte.
Wenn du dich verzweifelt fühlst
kannst du zu mir kommen.
Richte dein Haar, stärke dein Lächeln,
jeder braucht eine helfende Hand.

Harald Kappel

Kollegengespräch

“Hallo, wie geht’s Dir?“
„Du, ich hab’ Krebs.“
„Seit wann?“
„Seit jetzt, hör mal, ich bin ganz verzweifelt!“
“Wieso? Ist doch heilbar. Meistens jedenfalls.“
„Was soll ich machen?“
“Iß viel Knoblauch, soll helfen. Und Rotwein, Rotwein soll auch gut sein, auch gegen Schmerzen.“
„Ich hab’ keine Schmerzen!“
“Kann ja noch kommen. Wenn Du willst, verschreib’ ich Dir was. Ich kenn’ da ein paar ganz gute Tabletten.“
„Ich hab’ keine Schmerzen, wenn ich’s Dir doch sage. Was soll ich machen?“
“Du, hör’ mal, ich hab’ jetzt keine Zeit, muß in meine Praxis, die Leute warten schon. Wenn Du Schmerzen bekommst, ruf’ mich an.“
„Ich hab’ keine Schmerzen.“

Philipp Harry Arbiter

autismus I

wie eine spinne
im netz
eingefangen wie eine fliege

eingewoben
ins gespinnst der psyche

eingewickelt
im flechtwerk von gedanken
die niemand sonst begreift

ein panzer nach außen
kälte nach innen

wandern
auf dünner kruste
darunter das magma des es

das ich
gesprungen

stimmen woher
traumverloren
verloren im traum
verloren wohin

eingesponnen
im kokon der seide
eines nackten selbst

Karola Groch

Die Fehldiagnose

Mein lang erkrankter Patient rief mich eines Tages zum Hausbesuch. Er gab starke Schmerzen im Rücken an, die Tag und Nacht anhielten und bis in die Schultern ausstrahlten. Nach eingehender Untersuchung stellte ich fest, daß es sich um Folgen einer Wirbelsäulenabnutzung handelt. Die darauf erfolgte Behandlung brachte nur wenig Linderung. Zusätzlich verabreichte ich Injektionen gegen die Schmerzen, die täglich von den Schwestern weiter geführt wurden. Die Schmerzen änderten sich nicht, der Patient rief in seiner Not sogar den Bereitschaftsdienst. Das war für mich der Anlass, die Diagnose zu überprüfen; da sich der Zustand des Patienten verschlechterte, wies ich ihn in eine Klinik ein. Nach zwei Wochen wurde er - wenig gebessert - mit der Diagnose: Wirbelsäulenabnutzung entlassen.

Beim nächsten Besuch fand ich ihn wieder mit schmerzverzerrtem Geslcht vor, er konnte kaum noch aufstehen. Durch die bohrenden Schmerzen ließ der Appetit nach. Insgsheim wurde ich schon über die vermeintliche Klagsamkeit ungeduldig; denn die Angehörige erschien täglich. Da ich aber in Ungewissen tappte, machte ich mir Sorgen. Meine Gedanken kreisten um dieses Problem bis zu schlaflosen Nächten. Der Patient wies keine Symptome oder Befunde an anderen Organen -wie Lunge, Herz oder Bauch auf, nur die Rückenschmerzen waren vorherrschend.

Am folgenden Wochenende rief der Patient erneut den Notdienst, weil noch Erbrechen zu den sich steigernden Schmerzen hinzu kam. Der Patient hatte ein durchgebrochenes Zwölffinderdarmgeschwür, wie sich bei der erneuten Klinikeinweisung herausstellte. Die notwendige Operation überstand der 83 jährige gut. Beruhigt war ich erst, als mein Patient drei Wochen später wieder einigermaßen munter in meiner Sprechstunde erschien. Er schenkt mir noch heute sein Vertrauen.

Wolfgang Hensel

Nur ein einziges Mal ?

Mein Beruf, ich bin Nahkämpfer
und versuche zu richten,
was die Natur in Unordnung gebracht hat,
gleichwohl muß ich viel lesen,
um mit meinen Nachbarn mithalten zu können
oder um besser zu sein.
Neulich kam eine Endvierzigerin zu mir
und sagte, daß sie die gesamte Welt
nicht mehr verstehe, haben sie doch
gestern Silberhochzeit gefeiert
und heute lese sie in der Zeitung
wir freuen uns über die Geburt unserer Tochter.
In der obersten Zeile stand der Name meines Mannes,
doch ich bin nicht die Mutter.
Ist jetzt alles aus?
Es ist niemals aus,
es wird und muß weiter gehen,
auch wenn es eine späte und schmerzliche
Erfahrung ist.
Was soll ich tun, mich betrinken
oder Tabletten nehmen
oder einfach neue Liebe?
Er braucht nicht wieder zu kommen,
hat er sich denn nicht gemein benommen?
Vielleicht war es doch meine Schuld,
ich hätte mehr auf ihn eingehen sollen.
Ach was, es ist vorbei,
wenn mir doch bloß nicht mein
Bauch so weh täte.

Brigitte Grohmann

Ich habe das Herz der Welt gesehn
auf der Fahrt mit den Traurigkeiten.
Es lag, wo die Stürme zusammenwehn
und die Ströme die Strassen begleiten.
Das Herz der Welt lag offen und blank,
das Blut stand in kleinen Pfützen.
Das Herz der Welt war todeskrank,
was kann es uns noch nützen??
Wie eiserne Schienen und Stränge von Stahl
lag das Geschehen darauf -
und Schuld ist es doch!
Das Blut war fahl. -
Doch das Herz schlägt immer noch.

Edeltraud Kühle

Eternitas

Auf der Suche
nach einem
Stück Ewigkeit
bleibe ich stehen
auf meinem langen Weg.

Verweilen möchte ich,
um zu geniessen:
Realisation der Sehnsucht,
geweckt durch
stehenbleibenden Augenblick.

F. Jürgen Schell

Breigoltz' Fall

Ottmar Breigoltz, ehrwürdiger Ratsherr. seines Zeichens stattlicher Besitzer einer größeren, traditionsreichen Apfelplantage, deren Ertrag er geschickt in vergorener Form zu verkaufen wußte, der bekannte Herausgeber jenes beliebten schmalen Bändchens über die heimatliche Obstkultur, saß beim allsonnabendlichen Kartenspiel, einer Zerstreuung, bei der er seinem Ruf als furchtbarer Zecher in besonders eindrucksvoller Weise gerecht werden konnte, als ihn der Schlag traf. Nicht daß er ahnungslos von seinem Schicksal überrascht worden sei; natürlich wußte er von der verhängnisvollen Neigung zu dieser Krankheit in seiner Familie, zumal sich Dr. Gärtner regelmäßig wie gleichermaßen vergebens darum bemühte, Breigoltz von den Gefahren seiner ausschweifenden Lebensweise in Kenntnis zu setzen. Und so war es weniger das Ereignis selbst, das ihn zutiefst erschrecken und in seinem Innern erschüttern sollte, als vielmehr die unerwartete Weise, in der es geschah. Gefällt wie ein starker Baum, der plötzlich vom Blitz getroffen niederstürzt, so hatte er sich das eigene Ende ausgemalt; im Augenblick des Höhepunktes, wenn er einer jener jungen, hübschen Pflückerinnen beiwohnte, wie er es des öfteren für kleinere Geschenke zu tun pflegte, würde ihn der Schlag ereilen: Die Hände in dramatischer Geste wahlweise zum Kopf oder Herz fassend, ein letztes Mal sich aufbäumend, so würde er mit einem animalischen Schrei die letzten Tropfen seines Samens und zugleich den letzten Lebenshauch verströmen, um dann leblos in die weichen Arme des entsetzten Mädchens zu sinken und mannhaft wie ein Held zu entschlafen. Doch nichts von alledem geschah; ohne jede Dramatik, ja geradezu unerhört banal schlich sich der Tod in seinen Körper, hinterhältig und still: Breigoltz spürte ein zärtliches Streicheln über seine rechte Gesichtsseite ziehen, ein sanfter Wink, eine allzu späte Warnung, bevor ihm sein lautes Lachen entglitt und das lebhafte Minenspiel der roten Backen in friedvolle Kraftlosigkeit verfiel. Er fand keine Zeit, das Geschehen in seiner ganzen Tragik zu erfassen, da nunmehr seine ganze rechte Körperseite in eine ebensolche Schwäche rutschte, wie wenn ein boshafter Puppenspieler seiner Marionette die Hälfte ihrer lebenserhaltenden Fäden im blinden Zorn durchtrennt habe. Als sei es noch nicht genug, wurde er just während des Moments, in dem er lautstark um Hilfe schreien wollte, seiner Stimme beraubt: Stumm und machtlos wie ein Fisch mit offenem Mund vergebens nach Wasser, Luft, was auch immer schnappend, ohne daß sich ein Ton seiner Kehle entrang, sackte die massige Gestalt in sich zusammen. Breigoltz sollte - obwohl es sein bisheriges Leben durchaus nicht an außergewöhnlichen Erfahrungen hatte fehlen lassen - eine neue und zugleich schreckliche Empfindung kennenlernen: Ohnmacht! Die ausgelassenen Zechkumpane konnten sich - trotz des pflichtgemäß zur Schau getragenen Entsetzens über die furchterregende Darbietung - kaum einer pietätslosen Heiterkeit erwehren, so sehr unterschied sich der jämmerliche Anblick Breigoltz' von seinem sonst üblichen, herrischen und ungeduldigen Aufreten.

Auch nach eingehender Untersuchung unter Zuhilfenahme vieler kleiner spitzer, metallisch-glänzender Instrumente, knappen wie harschen Aufforderungen, die leblos gewordenen Glieder zu rühren. konnte der eilig herbeigerufene Arzt lediglich mit wichtiger Miene die Beobachtung der Anwesenden bestätigen und den zügigen Abtransport des Hilflosen in die nächste Klinik veranlassen.

Sieglinde Breigoltz, eine kleine, unscheinbare Gestalt, gleich jenen oft anzutreffenden zeitlos ältlich wirkenden Textilverkäuferinnen, eine brave, schwermütige Hausfrau, die Gemahlin des Unglücklichen, dessen sämtliche Launen und Kränkungen sie bislang tapfer auf ihren gebeugten, knochigen Schultern getragen hatte, blieb bei der traurigen Nachricht erstaunlich gefaßt. Unbewegt und geduldig wie ein uralter Fels hatte sie gewartet, alltägliche Demütigungen, grobe Späße und die immer wieder wie Aussatz aus ihrem Manne hervorbrechende Untreue hingenommen, war gereift, um in der folgenden Zeit schließlich selbst eine unerwartete Wandlung ihres farblosen Daseins zu bemerken: Je öfter sie ihren behinderten Ehegatten am Krankenbett besuchte, desto freier und unbeschwerter fühlte sie sich, blühte regelrecht auf, angesichts seines Leidens.

Auch Frieder, der ungeliebte Sohn des Erkrankten, ein fahriger, grüner Jüngling mit flüchtigem, pausenlos nach ungesehenen Bildern suchendem Blick und ruhelosen Gliedern, dessen verhängnisvolle Vorliebe für ein ausschweifendes und genußsüchtiges Leben allein noch entfernt an den nunmehr entkernten Vater erinnerte, gelangte mit geringer Anstrengung über den ersten

Schreck hinaus, um alsbald die Vorteile der veränderten Situation zu erkennen.

Nachdem sich mannigfaltige heilkundige Bemühungen trotz eines beeindruckenden Aufmarsches berühmter wie teurer ärztlicher Kapazitäten als vergebens erwiesen hatten, wurde der an Körper und Seele gleichermaßen schwer geschlagene Honoratior frühzeitig in ein besseres Pflegeheim gebracht, um dort zwischen hochdekorierten, sabbernden Generalen, verwirrten und welken Altjungfern, sprachlos frühpensionierten Lehrern, verarmten Ehrenmännern ohne Erinnerung und spät, wie auch zugleich vergeblich ausgezeichneten Künstlern, inmitten dieser vertrocknenden Schalen und traurigen Masken, zurechtgewiesen von ewig mürrischen und überarbeiteten Krankenschwestern den Rest seiner Tage zu verbringen. Breigoltz haßte seine erbärmliche Existenz; er haßte die fremdgewordenen Glieder, die ihm nicht mehr gehorchen wollten; immer auf fremde Hilfe angewiesen zu sein, machte ihn schier rasend; aber was er am meisten haßte, war die Sprachlosigkeit, der Verlust jener Fertigkeit, die in seinen Augen den Menschen gegenüber dem Tier auszeichnete, deren Qualität gerade er, der - gesegnet mit angeborener Rednergabe - überlang als launiger Meister des freien Wortes gegolten hatte, auf besonders schmerzliche Weise empfand: Wie die Rückkehr in eine aufgeweichte, pflanzlich-lautlose, vormenschliche Existenz. Unter größten Mühen gelang; es ihm schließlich, eine Lautäußerung zu erlernen, die von seinen Mitmenschen als „Ja“ erkannt werden konnte. Um seinen Antworten jedoch die notwendige Eindeutigkeit zu geben, mußte er dem sprachlichen Ausdruck eine klärende Kopfbewegung folgen lassen. Als ebenso mühevoll erwiesen sich seine verzweifelten Versuche, wenigstens mit Schreibgerät seinen hoffnungslosen Gedanken Ausdruck zu geben; nicht nur, daß ihm die passenden Worte nicht einfallen wollten, genauso schwierig war es, die bislang vernachlässigte, sich gegen jede feine Bewegung sträubende nunmehr einzige einsatzfähige Hand mit festem Strich und runden Schwüngen in klein linierte Muster zu zwängen.

Breigoltz haßte sich selbst, haßte seinen Körper, haßte die Menschheit und die ganze Welt. Wütend schlug er mit der gesunden Hand dieses schlaffe, kalte, unwirklich blaße Ding, jenen fremden Arm, der ihm zur Rechten auf den Rollstuhltisch gelegt worden war und von dem er sich beim besten Willen nicht mehr vorstellen konnte, wie der für ihn einst so wichtige Dienste wie das Zeichnen einer Unterschrift geleistet haben sollte, dergestalt heftig auf die hölzerne Tischkante, daß eine aufgebrachte Schwester herbeigeeilt kam, um ihn in strengstem Ton zu ermahnen, wie ein kleines, ungezogenes, Kind.

Nein, so würde er sich jener fremdartigen, ihm nicht mehr zugehörigen, weil bereits vom fauligen Tode beherrschten Glieder nicht entledigen können, dieser armseligen, bereits verlorenen Anhängsel, die nur noch zum Spott an ihm zu hängen schienen. Mühevoll rollte er mit seinem Stuhl in die Küche, wühlte eilig im Besteckkasten und begann sodann wie wild mit einem Obstmesser auf seinen verhaßten kraftlosen Arm einzustechen. Erneut wurde er entdeckt und diesmal beließen es die Pflegerinnen nicht bei Ermahnungen: Mit einem breiten Lederriemen schnallten sie seine gesunde Hand an die Stuhllehne und versorgten notdürftig die Blutungen der gelähmten Seite.

Nur einmal lösten sie die Schnallen: Als sein Sohn zu Besuch kam. Frieder bat ihn, der Übertragung des Betriebes auf seinen Namen zuzustimmen. Breigoltz versuchte, das Dokument auf der Stelle zu zerreißen und als ihm dies mit der freien, gesunden Hand nicht gelang, schleuderte er das Papier über das Geländer seines Balkons in den Park des Heims. Gleichmütig schüttelte der Sohn langsam den Kopf und ging, nicht ohne die Schwestern zu einer besonders aufmerksamen Beobachtung des Patienten anzuhalten.

Mit gewohnt süßlich-einfältigem Lächeln begrüßte ihn auch Sieglinde, um - bar jeglicher Gefühlsäußerung - ausführlich darüber zu berichten, daß Frieder ein Entmündigungsverfahren gegen den störrischen Vater angestrebt und durchgesetzt habe. An diesem Tag beschloß Brreigoltz, seiner erbärmlichen und unwürdigen Existenz ein Ende zu machen. Er nahm einen langen Anlauf, um sich dann mit dem Rollstuhl in die Tiefe des Treppenhauses zu stürzen. In einer - zumindest für dieses Gefährt - atemberaubenden Geschwindigkeit steuerte er die ersehnten Stufen an, den erlösenden Steinboden schon nah vor Augen, glaubte er jeden Moment den tödlichen Aufprall zu spüren, als er sich entsetzt des vorzeitigen Endes seiner vermeintlich letzten Fahrt gewahr wurde: Inzwischen in einer wie ständig zum Absprung bereiten, dauernden Anspannung verharrend, verhakte sich sein - weil nicht mehr als zugehörig empfundenes und daher absichtsvoll verleugnetes, kaum mehr wahrgenommenes - Bein mit dem bizarr überstreckten Fuß versehentlich im gußeisernen Treppengeländer und zwang ihn so zu einer Pause der Bedachtsamkeit und unfreiwilligen Versenkung über den Lauf der ungerechten Welt. Fast eine Stunde sollte Breigoltz in dieser unwürdigen Position verbringen müssen, jede Wollmaus und sämtliche Urinflecke der kalten, uralten Steinplatten zählend, bis endlich sein verzweifelt heiser hervorgestoßenes „Ja“ gehört und richtig gedeutet wurde. Außer dem wohlbekannten, unangenehmen Schnallriemen zogen Breigoltz' besorgte Betreuer ob seiner selbstschädigenden Aktivitäten von nun an regelmäßig die Bremse seines Gefährts fest an, um ihn auf diese Weise auch noch der letzten Bewegungsmöglichkeit zu berauben. So saß er nun, allein, fremder Willkür ausgeliefert, der Speichel rann ihm in dünnen Fäden aus dem grotesk verzerrten Mundwinkel, troff hinab und durchnäßte seinen gefesselten Ärmel.

Ein im Nachtischmus unerwartet verstecktes, unzerkleinertes Apfelstückchen sollte ihn erlösen, wurde zu seinem schicksalhaften letzten Mahl: Beim ohnehin durch die unbeherrschbaren Schlundmuskeln erschwerten Verzehr wurde er von dem kleinen festen Fruchtstück jäh überrascht; es blieb ihm im Halse stecken, nahm ihm die Luft, bis sein zweigeteilter Kopf blau-violett zu zerplatzen schien und beendete schließlich seine Qual. Zurück blieben wenige, ausgeblichene Zeilen, mühevoll der Sprachlosigkeit abgerungen, auf vergilbte Blätter unverständlich hingekritzelt, die alsbald von fleißigen, ahnungslosen Reinigungsfrauen in den Kehrricht geworfen wurden.

Philipp Harry Arbiter

melancholie

ein neues mal
gewohnt
den höllenweg beschreiten
auf klingen gehen
mit ausgelöschtem willen
eingeäschert fühlend
leer
so leer
der mund erstummt
nur noch beseelt
ein alb
ins nichts zu explodieren

Bodo Meyer-Venter

Fußabdruck

Unser Leben ist wie der Abdruck
unseres Fußes am Strand,
Nach der nächsten Flut ist es
unkenntlich.
Wie lange wir gewesen,
hängt davon ab,
ob wir unsere Prägung
bei ablaufendem
oder bei auflaufendem
Wasser
geben konnten.

Peter Christian Potthoff

Modekrankheit

Ich hätte gerne
Ein bißchen
ALZHEIMER.-

Da könnte ich
Mein lebenslang
Stress-geplagtes,
Frust-verkrustet
Nikotin-gegerbtes,
Alkohol-getränktes,
Gedanken-entleertes,
TV-ausgebleichtes,
Aber immer noch
Sorgen-durchfurchtes
ALTERSGEHIRN
So interessant
Etikettieren.

Und keiner merkte,
Wie rationell
Ich verstecke,
Wie schwerhörig stumm
Und nachsichtig leise,
Kurzsichtig verschwommen sehend,
Müde und endlos
Interessenlos ausgelaugt-
Doch alles verstehend-
Ich bin.-

Man würde einfach
Mich bedauern.-

Und ich hätte meine RUHE,-
Bis auch mein altes Herz
Einfach stehenbleibt.--

Renate Myketiuk

Alte Liebe im Cafe

Da sitzen Zwei, der Mann mit grauen Schläfen,
und vis a vis die Frau im roten Kleid;
sie kennt sich aus in weltweit vielen Häfen,
in beider Haut ist eingraviert die Zeit.

Sie lächeln so, als wenn es Weihnacht' wäre
und sie legt ihre goldberingte Hand
in seine kräftig - große, als gehöre
nur ihm alleine ihr Vertrauensband.

Er lächelt wieder und dann spricht er leise;
-- ich frage mich: ein Paar seit 50 Jahr? --
Ach, nein, sie sind auf einer kleinen Reise,
er lebt im Heim und. sie ist Witwe gar.

heike wenig

herbstlicher abschied

ich habe mich
auf dich eingelassen
dein kurzes leben lang

oft mußte ich
dich gewähren lassen
wie wurde mir so bang

dann zwangst du mich
dich fort zu lassen
du spürtest diesen drang

groß geworden
hast du mich verlassen
normal ist dieser gang

nun versuche ich
dich loszulassen
und beuge mich diesem zwang

in die zukunft
sehe ich gelassen
mein herbst ist
dein neuanfang

Hans Jungk

ante mortem

grosses licht voller stimme
weite augen wie nesseln
braune masse gaffend
gierig
klebrige fühler zur mitte
tausend fäden glitzern
voller schleim
verhängen den raum
träges zentrum quillt zäh
es verschwindet
alles stirbt

Edeltraud Kühle

Warum

Ich wollte, daß Du bleibst —
Du bist geblieben.
Ich wollte, daß Du wiederkommst —
Du bist wiedergekommen.
Ich wollte, daß Du mit mir gehst —
Du bist mit mir gegangen.
Ich wollte, daß Du noch einmal mit mir sprichst —
Du hast noch einmal mit mir gesprochen.
Ich wollte, daß Du mit mir fährst —
Du wirst mit mir fahren.

Ich will, daß Du mir sagst —
Warum Du das tust.

Susanne Hilken

Requiem

Agonie.
Röcheln des Todes.
Stürzende Rhythmen der Verzweiflung.

Ich habe nicht ernst genommen.
Du weichst rücklings
von mir.

Nicht mehr als nächtliche Schritte.
Wirfst du die Hand von dir.
Es verliert sich das Leben
aus dir.

Dies irae

Weit tanzt der Ascheregen.
Sonne kränkt.
Kragt einstig die Stadt.

Wir konnten sie in den Bäumen bewahren,
bergeweis Leichname geworfen
übereinand.
Sie türmen noch heut.
Man zeigt sie den Kindern
auf Polaroid.

Offertorio

Wind schreit in Fetzen,
wirft Handvoll Sand.
Die Krume scheint leergefegt,
Niemals bekommt Kontur.

Sanctus

Heilig, gespalten-
klafterweit.
Nicht Gott will ich sein, nicht Geist, Leib!
Im prallen Schrei,
gesteigerten Schwanzes Verlangen umfangen.

Agnus dei

Wie Wachs liegt sie.
Die Puppe sagt nein.
Will nicht gestorben sein.

Wärest du schneller als ich.
Gefangen hättest du mich.
So aber hat mich der Asphalt
blutrot geschlagen.
Rührt mich nicht.

Lux aeterna

Vielleicht
an der Klippe stehen.
Mit den Worten leicht geworden.
Vorab noch besehen
Licht und Meer.

Libera me

Umgraben sie dich,
Soldat, in den Aberdreck.
Spitzt Frost Nerven,
eist er Fingerbeeren,
wenn Arme schlagen,
Nächte wegbrechen.

Wie soll denn dies beschrieben werden?
Als ein Erledigt, Abgetan?

Man hat uns als Zeugen verklebt,
die Fühler ausgeblendet.
Blickt man euch als Foto an,
liegt ihr. Du wärest mein
Vater gewesen.

Ingrid Cremer

ich möchte dir nah sein
und habe angst davor

ich möchte dich lieben
und traue mich nicht

ich möchte dir von mir erzählen
und weiß nicht was

ich möchte mit dir alt werden
und habe angst
dann etwas zu versäumen

ich sehe dich von weitem
und du gefällst mir

ich bin auf der suche
auf der suche nach dir
nach mir
nach uns

Franz Marschang

Protest

Der Mann schlich wie ein Traumwandler durch das nachmittägliche Halbdunkel. Advent nannte man diese Zeit. Das ließ an diesige Luft, Rauhreif und Schneegeruch denken. Heute schnürte hingegen ein typischer Novemberregen aus dem Banater Himmel.

Der Fünfziger schien die Nässe nicht zu scheuen, die durch seine Kleider kroch. Unbewußt zog er sich dann doch fröstelnd zusammen; seine Gestalt wurde dadurch noch kleiner, schmächtiger. Müde schlurften die abgetretenen Absätze an seinen für die Jahreszeit zu leichten, wasserdurchweichten, auch sonst arg mitgenommenen Schuhen über das Kopfsteinpflaster des Betriebshofes.

Wer ihn so sah, gewann den Eindruck, der Mann habe mit Gott und der Welt abgeschlossen. Und zumindest was die Welt betraf, stimmte dies auch.

Vor einem Vierteljahrhundert hatte er sich als Waisenkind ein Akademikerdiplom errungen, den Doktortitel erarbeitet, danach eine entsprechende Laufbahn begonnen. Er war kein Spitzenkönner auf diesem Weg, doch er hatte im Zwischenkriegs-Temeschburg sein Auskommen und genügend kleinere Erfolgserlebnisse im Beruf, um das zu sein, was man einen zufriedenen Mann nennt.

Von der Front war er aus Altersgründen verschont geblieben, für die Zwangsarbeit in den Kriwoiroger Eisenerzgruben war er dennoch nicht zu alt. Er hatte sich bald vor Ort eine Steinlunge so sehr angeatmet, daß man ihn schon früher als die meisten seiner Deportations-Gefährten zurückschickte: arbeitsuntauglich.

Das zunächst empfundene Glück, wieder heimgekehrt, geborgen zu sein, erwies sich bald als trügerisch.

In Temeschburg war mittlerweile der Klassenkampf voll entbrannt

Was man vorher wenigstens hie und da geneigt gewesen war, als 'antikommunistische Hetze' abzutun, was er in zwei Jahren Donez-Erfahrung nicht so richtig mitbekommen hatte - die eigene Gruppe vegetierte als ein abgekapselter, gewaltmäßig abgekapselter Fremdkörper in der Sowjetgesellschaft, das war plötzlich rumänische Wirklichkeit.

Noch weit mehr rumäniendeutsche Wirklichkeit.

Intoleranz war mit leuchtender Großschrift auf das Papier der neuen Machthaber geschrieben; Willkür wurde zum Hauptmittel, sie aufrechtzuerhalten und durchzusetzen; Verdächtigungen - freiwillig hinterbrachte ebenso wie erzwungene - reichten hin, Menschen in den Hexenkesseln der Klassenkämpfer verschwinden zu lassen. Und dann mochte Gott ihnen gnädig sein.

Ihm wurde das Gold zum Verhängnis.

Nicht das gehortete, denn er hatte keins; hatte niemals welches besessen, hatte nicht einmal die Voraussetzungen gehabt, das teure Edelmetall zu erwerben. Man hatte ihn aber als Goldbesitzer angezeigt. Wer? Weshalb?- Woher sollte er das wissen? Denunzianten hatten eben Hochkonjunktur.

Ihm hatte es jedoch gereicht, daß sie ihn am hellen Tag mitten auf der Straße verhaftet und dann der Verhörprozedur unterworfen hatten. Als sie ihn schließlich entließen, hatte er an keiner Zehe mehr einen Nagel. Man hatte ihm beim Verhör nach und nach die Zehennägel ausgerissen.

Als sie schon längst gemerkt hatten, daß er wirklich kein Gold versteckt habe, wollten sie von ihm Goldbesitzer genannt haben. Und weil er sich dazu nicht herbeiließ, wurde alles nur noch schlimmer.

Er war bei Gott kein Held, und es war auch keineswegs Aufsässigkeit den Repräsentanten der Macht gegenüber, die ihm bei allen erduldeten Schmerzen den Mund verschloß.

Er kannte eben keinen Goldbesitzer, und einen Bekannten in die Situation zu bringen, in der er sich ganz unschuldig befand, nur um die eigene Haut zu retten, das brachte er einfach nicht fertig. So schrie er seinen Schmerz in tierischem Gebrüll in den Verhörraum, jedoch Namen nannte er nicht.

Und genau das mißfiel seinen Peinigern.

Zwar hatten sie begriffen, daß das menschliche Wesen, das sie bearbeiteten, keinen Goldbesitzer kannte, doch ihnen kam es darauf an, seinen Willen zu brechen. Wenn sie erwarteten, daß er rede, dann hatte er auch zu reden! Wollte er das nicht, nun, dann halfen sie eben mit ihren Mitteln nach.

Als er nur mehr ein wimmerndes Fleischbündel war, entließen sie ihn also.

Sie waren zu der Auffassung gelangt, daß dieser Weg bei ihm nicht weiterführe. Somit war ein neuer zu beschreiten. Er durfte schließlich nicht über sie triumphieren. Von ihnen wurde nur entlassen, wer sich ihnen gefügt hatte. Das heißt: niemand. Denn wer sich ihnen erst beugte, den ließen sie genau deshalb nicht mehr los.

Sie sorgten dafür, daß er keine Anstellung mehr fand. Und da man in dieser Zeit selbständig nicht existieren konnte, zog er sozusagen von Tür zu Tür. Bis ihn der Direktor der Konservenfabrik schließlich als Taglöhner einstellte. Da durfte er die Holzkisten, mit denen Gemüse angeliefert wurde, zusammennageln, gewissermaßen wieder instandsetzen.

Trotz dieser Demütigung hätte er sich - nach allem - zufriedengegeben, hätte man ihn nur in Ruhe seine Kisten nageln lassen.

Die Fangzangen der Klassenkämpfer, die Securitate-Leute, hatten jedoch wenig Sinn für solch geruhsames Dasein ihres Klienten. Sie hatten ihn nur bedingt entlassen. Er sollte wieder merken wie das sei - sein könne - frei herumzugehen. Um so nachhaltiger mußte die Drohung wirken, ihn erneut in ihre Kellergewölbe zu holen.

Und sie kamen und kamen und kamen.

„Zusammenarbeit zum Wohle von Staat und Volk“ wollten sie von ihm. Nicht mehr und auch nicht weniger! Zum Beispiel sollte er seine Arbeitskollegen aushorchen und dann berichten, was sie vom System und der Partei und dem Plan und ähnlichen 'Alltäglichkeiten' dachten. Das seien geradezu Belanglosigkeiten. Er würde doch nicht so einfältig sein, um solcher Lappalien willen seine Freiheit aufs Spiel zu setzen. Wo es sich so schön leben ließ im Banat und überhaupt auf dieser Welt. Und wo doch viele gute Bürger es als selbstverständlich fanden, ihrem Arbeiter- und Bauernstaat treu zu dienen; ihre Volksdemokratie vor dem bösen Klassenfeind zu schützen.

Er konnte jedoch in den Gesprächen der einfachen Leute, die ihn umgaben, absolut nichts Klassenfeindliches erkennen. Daß ihnen Partei und System zum Halse heraushingen, das war etwas anderes; er vermochte ihnen dies auch nicht zu verübeln. Wenn er sich hingegen vorstellte, wie der Vetter Hans der Nea Ghita oder der Ferri-bacsi sich in den Securitate-Räumen ausnehmen würden dann schauderte ihn.

Natürlich war er sich dessen bald bewußt, daß seine Führungsoffiziere nicht tatsächlich erwarteten, ausgerechnet in diesem seinem lamentablen Wirkungskreis den Klassenfeind aufzuspüren.

Und das belastete ihn immer mehr. Denn da ging es gar nicht um Fakten, da ging es ums Prinzip. Deshalb auch gab es für ihn kein Entkommen! So quälend diese Feststellung war, so oft er in Gedanken alles drehte und wendete, es gab tatsächlich kein Entrinnen.

Oder doch?

Zunächst wehrte er sich heftig gegen diesen Ausweg. Dann aber wurde er ihm immer vertrauter. Auch mit Gott, an den er sich in so vielen bitteren Stunden geklammert hatte, stimmte er sich ab. Denn der wollte natürlich auch nicht, daß er unschuldige Menschen in Teufels Küche brachte; konnte es gar nicht wollen.

Nachdem er sich grundsätzlich entschieden hatte, war auch der Friede wieder in ihn zurückgekehrt. Ja, plötzlich wußte er sogar, wie er trotz all seiner Ohnmacht - ihnen noch ein klein wenig heimzahlen konnte.

Die Aufbereitungshalle war stockfinster und menschenleer. Doch morgen, bei Tagesgrauen, würde der größte Teil der Belegschaft hier hereinkommen. Der Weg in die Umkleidekabinen führte hier durch.

Der Mann fingerte an seiner Jackett-Brusttasche, bis er das Papier zwischen seinen Fingern spürte. Er zog es halb aus der Tasche, so daß man es nicht übersehen konnte. Obwohl sein Auge im Dunkeln nichts wahrnahm, meinte er noch einmal zu erkennen, was er nachmittags sorgfältig und mit großen Buchstaben auf das Papier gemalt hatte:

„Sucht eure Spitzel anderswo!“

Und unten rechts, etwas kleiner:

„An die Offiziere des Staatssicherheitsdienstes.“

Dann lief alles schnell ab, so als hätte er es schon tausendmal geübt. Er stellte zwei Kisten auf einen Sortiertisch, kletterte hinauf, schlang sich die Schnur der Hängelampe dreimal um den Hals, umklammerte mit beiden Händen die vor seiner Brust liegende Leuchte und stieß sich mit den Füßen ab.

Verena Kappenberger

Auf einem Spaziergang...

Mir schien, daß meine Schritte sich auf jenem Weg fest
eingruben,
ein Weg, der sich von allen entfernt-
wozu jetzt meine Vergangenheit berühren, dachte ich?...
  jetzt, wo keine Angst meinen Schritt hemmt
  jetzt, wo fast die untergehende Sonne wie ein Stück
Gold in meinen Händen aufflammt-
Weder Echos noch Stimmen meiner Sehnsucht mischten
sich zwischen meine Schritte;
Mir schien, gehärtet durch Vergangenes
entfaltete sich ein Rosengespräch mit mir-
und ich bin glücklich, diese Abenddämmerung nicht verloren zu haben.

Hildegard Nagel

Emilia

Das Mädchen Emilia war mir ganz fremd, als ich zu ihr gerufen wurde. Leute aus dem Hause, die mich kannten, hatten mich geholt. Sie lag in ihrer Kammer im Bett, und durch ein schräges rundes Dachfensterchen fiel das Abendlicht auf ihr weißes Gesicht mit den grellrot geschminkten Lippen. Mit einer Kerze in der Hand - elektrisches Licht gab es hier unterm Dach nicht - suchte eine Frau aus dem Kohleneimer die leeren Hülsen der Schlaftabletten, die sie genommen hatte. Eine andere erzählte flüsternd allerlei Geschichten über ihren treulosen und brutalen Freund, und ein Kind leuchtete mir mit einer zweiten Kerze, während ich Emilia untersuchte, ihr dann eine Spritze gab und schließlich eine Überweisung ins Krankenhaus ausschrieb, weil sie wieder erwachen würde. Ich wartete noch, bis der Krankenwagen fort war, dann erst ging ich. Aber meine Gedanken blieben bei ihr. Bald würde sie aus dem Nichts wiederkehren: dieses Schweben zwischen Leben und Tod, dieses Erwachen zu kurzen Momenten des Daseins und das Wiederhinabgleiten in ein Vakuum. Scheußlich ist das Erwachen nach einer Narkose, wenn quälender Durst und reißender Schmerz der Operationswunde in das dämmernde Bewußtsein drängen. Schön ist aber dieses kurze Auftauchen aus der Körperlosigkeit des tiefen künstlichen Schlafes, das einen gerade noch fühlen läßt: ich lebe ja noch! Herrlich dieses schwerelose Wiederversinken in ein dunkelsamtenes Nichts! Noch hat dich die Tragödie des Daseins nicht wieder berührt. Noch ist das Leiden eingeschlossen in die noch schlafenden Bezirke des Denkens. Nur ein Gefühl von Licht hast du durch die geschlossenen Lider hindurch, die viel zu schwer sind, um sie öffnen zu können, und dieses seltsame, überhaupt nicht zu beschreibende Gefühl einer furchtbaren Schwere, die es dir unmöglich macht, das kleinste Glied zu rühren, und einer gleichzeitig geradezu traumhaften Leichtigkeit, so als seist du nichts als Seele, schwebend zwischen Himmel und Erde.

Ich weiß nicht, Du fremdes Mädchen Emilia, ob Du das alles auch so erleben wirst, wenn Du in einem Klinikbett zwischen zwanzig fremden Frauen langsam wieder ins Dasein zurückkehrst. Von Deinem Leben weiß ich nicht mehr, als Deine Nachbarin erzählt hat; von Deinen Gedanken und Gefühlen weiß ich nichts. Aber ich habe den innigen Wunsch, daß Du mir niemals fluchen mögest, weil ich Dich gezwungen habe, noch einmal umzukehren, sondern daß Du noch einmal so glücklich wirst, daß Du mir dankst, wenn Du an diese Stunde zurückdenkst - auch wenn ich Dir immer unbekannt bleibe.

Erika Eichhorn

Aufbegehren

Warum nur
gerade Du
Dir von allen
die Krankheit
im Kopf
Deinem Tempel
dem Ort Deiner Zuflucht
nur grausames Schicksal
oder Fügung
Weisung
in der Not Dir zu suchen
eine Zuflucht
im Herzen

Bodo Meyer-Venter

C' est la vie

So wie die Sonne ist der Mond
im Leben dir Begleiter.
Bist beider Anblick gleich gewohnt,
doch siehst sie nur, ist's heiter.

Die Sonne färbt dich statusecht
zum Lesen der Bilanzen.
Der Mond rückt's mit der Liebe recht
und regelt auch Finanzen.

Erfolge, Ruhm und Rampenlicht
nur glitzernd Oberfläche.
Auf Freundschaft lieber zähle nicht,
zeigst jemals eine Schwäche.

Hier bist gesellschaftsfähig du,
wenn heil in festem Rahmen.
Doch das Int'resse lischt im Nu,
liegst plötzlich du auf Bahren.

So wie die Sonne wird der Mond
dein letztes Haus bescheinen.
Die Ersten kommen, weil sich's lohnt,
die Späten dich beweinen.

Brigitte Grohmann

Das Haar fällt leis in mein Gesicht,
die Lampe schenkt ein blasses Licht
das Kreuz im Winkel, Du siehst es kaum
der Tisch steht lang im schmalen Raum.
Die Mädchen sprechen von Tanz und Tand
probieren zusammen ihr Flittergewand:
Matrose und Schottin, ein Spanier,ein Mohr-
ihr Lachen und Scherzen langt an mein Ohr.
Ein silbernes Spinnnetz im gelb-braunen Holz
mein Herz hat vergessen fast all seinen Stolz
ist müde vom Schauen und müde vom Sehn
und muss nun bald wieder strassenwärts gehn
durch den knirschenden Schnee und den blauen Mond
der in den Mauern der Häuser wohnt
die einstmals waren.

Ingrid Cremer

dem moment folgen
der fliesst
und so
am ziel sein

Karola Groch

Reportage über den Arbeitstag eines Hausarztes

7 Uhr morgens: Sprechstundenbeginn nach schlafloser Nacht wegen KV-Bescheides über Unwirtschaftlich keit

6 Uhr 45 1. Patient: "Ich komme schon heute, weil es mir morgen zum Termin nicht paßt"

8 Uhr : 6. Patient, schwer krank: Lungenentzündung. Einleiten der Therapie, 30 Min. mühevolle Te lefonate mit Berliner Kliniken wegen eines Bettes.

Inzwischen unruhiges Murren im Wartezimmer wegen der langen Wartezeit.

11. Patientin: "Und dann bitte noch die Zovirax-Creme für meine Lippen und Voltaren - Emulgel für mein Knie:
"Das müssen Sie selbst kaufen"
"Ich werde mich beschweren - bei meinen hohen Beiträgen für die Krankenkasse"

12. Patient: "Ich brauche Bescheinigungen zum Telefonanschluß über meine Krankheit, für meinen Chef und eine Bescheinigung zum Pflegegeldantrag"

Zwischendurch unzählige Telefonate, u.a. mit der AOK, die den Patienten alle Wünsche zusagt im Gegensatz zu ihren Bestimmungen. Diskussion mit der Arzthelferin wegen Unhöflichkeit in der Aufnahme.

15. Patient: "Ich möchte endlich mal richtig durchgecheckt werden - das letzte Mal war vor 1/2 Jahr"!

10 Uhr : angedachte Frühstückspause:
5.Minuten Tasse Tee, halbe Schnitte.
20. Patient : Mit Blumenstrauß:
"Danke, Frau Dr. Sie haben mir geholfen"
Ich strahle - Der Tag scheint gerettet.
30. Patient: Nach 20 Minuten ausführlicher Untersuchung und Beratung beim Gehen an

der Tür: "Ach Frau Doktor, ich habe da immer so Bauchschmerzen"
45. Patient :deutlich reduzierter Allgemeinzu stand, unklare Beschwerden, mich befallen Ängste und Zweifel.

Zwischendurch der dritte Pharmareferent mit dem bereits 10. Captopril - Generikum: "Viel preiswerter als alle anderen"

13 Uhr offizieller Sprechstundenschluß

14 Uhr der letzte Patient verläßt das Sprechstunden zimmer.
10 Minuten Pause

bis 15Uhr Telefonate, Postdurchsicht.
Zeitschriften sortieren, nur nichts in den Pa pierkorb, was über neue Bestimmungen wie EBM, Bundesmantelvertrag und Pflegeversicherung berichtet.
Da entdecke ich schon mit Grausen das dicke Briefkuvert von der KV

Ordnen der anfallenden 8 Hausbesuche.

15 Uhr Anruf "Ach, Frau Doktor, mir geht es schon den gan zen Tag so schlecht, können Sie nicht mal vor beikommen?"

18 Uhr letzter Hausbesuch beendet - Gottseidank oh ne Komplikationen. Die Gedanken sind schon am häuslichen Schreibtisch, der mit unerledig ten Akten beladen ist.
Da entdeckte ich an der Windschutzscheibe neben dem Schild "Arzt im Dienst" ein Knöll chen: Parken im Parkverbot.

Olaf Randerath

Gerade aus

Er kam aus gutem Hause. Seine Eltern zählten sich zum gehobenen Mittelstand. Mit Haus, Garten und Zweitwagen.

Er war ohne Geschwister aufgewachsen. Ein hübsches Kind, aufgeweckt und freundlich zu jedermann. Unaufhaltsam unauffällig in seiner Entwicklung. Grundschule, Gymnasium, gute Noten, Abitur mit Auszeichnung. Die Flegeljahre zogen an ihm vorüber, ohne ihn mitzureißen. Andere suchten Grenzen und fielen aus der Rolle. Er ging stetig seinen Weg.

Nach der Bundeswehr begann er ein Studium. In einer anderen Stadt, einer kleinen Wohnung mit zwei Studienkollegen. An den Wochenenden kam er nach Hause. Zuerst regelmäßig, dann seltener, zuletzt nur noch zu Besuch. Seine Eltern machten sich deswegen keine Gedanken, denn er dachte nur an sein Studium und hatte für nichts anderes mehr Zeit.

Das Grundstudium absolvierte er zügig. Dann kam sein Zeitplan etwas ins Stocken. Die üblichen Erfolgsmeldungen blieben immer häufiger aus. Die Eltern sorgten sich zunächst, aber bei seinen Besuchen erwies er sich dann jedesmal als gewohnt gradlinig.

So verging einige Zeit.

Gestern fand man ihn, Seine Gesichtszüge wirkten friedlich, fast heiter, obwohl die ganze Gestalt verwahrlost schien. Von grünen Kacheln umgeben lag er auf dem Boden.

Die Nadel steckte noch in seinem Arm.

Bodo Meyer-Venter

Zwei Dinge sind's

Es gibt zwei Dinge
im Leben,
die jeder Mensch
mit sich selbst
abmachen muß.
Das eine ist
der Tod,
das andere
die Liebe.
AMOR VINCIT OMNEA
Selbst
der Tod
kann
die Liebe
nicht besiegen.
Sie nimmt ihm
seinen Schrecken
und gibt dem Sterben
einen Hauch
von Frieden.

Verena Kappenberger

Der Morgen danach

Damals, als ich Susana kennenlernte, schien sie erschöpft, aber ihre Ausstrahlung erreichte die letzte Reihe im Konzertsaal; da saß ich,wenn ich mich jetzt zurückerinnere, waren es zwei so erhabene Stunden in dieser fast transparenten Stille. Immer wieder drängte es mich, sie anzuschauen; Melancholie - Licht fand ich in ihren Gesichtszügen - Anmut in ihren kleinen vorsichtigen Bewegungen, angenehme Wachsamkeit in ihrem Blick - und ab und zu einen Hauch angespannter Erwartung in ihren Mundwinkeln.

Es war ein wundersames Zwiegespräch zwischen Mozart und jenem visuellen Intermezzo.

Ich hatte ein Jahresabonnement im Palau de la Musica, leider nur letzte Reihe - Mitte; jene Frau, Susana, dritte Reihe - rechtsaußen. Bei den nächsten Konzertabenden war es eine so angenehme, schon fast selbstverständliche Anwesenheit, sie, dort unten in der dritten Reihe.

Inzwischen war es Herbst geworden und während der letzten beiden Konzerte blieb ihr Platz leer.

Erst schob ich es auf das unfreundliche Wetter, dann dachte ich, vielleicht mochte sie Chopin nicht, oder nahm sie sich ein paar Wochen Urlaub? Meine Enttäuschung und meine Unruhe wuchsen mit dem Blick auf diesen leeren Platz; eigentlich unverständlich, denn im Grunde war SIE eine mehr unter vielen in diesem Saal; aber wie auch immer, unaufhaltsam begann ich mit ihr Freundschaft zu schliessen.

Durch meinen Beruf werde ich tagtäglich mit dem SICH KRANK FüHLEN - KRANK SEIN - konfrontiert, und das Wort SCHMERZ liegt ab und zu wie ein dichter Nebel in meiner Praxis.

Heute war für mich so ein schwer zugänglicher Tag. Ich saß im Taxi und versuchte mein Alltagskleid abzustreifen- mich auf die Suiten fuer Violoncello v. J.S. Bach einzustimmen.

Eine für mich atemberaubende Ruhe ergriff diesen Saal, bis hin in die letzte Reihe; da saß ich - wieder mal. Bewegungslos blieb jener Platz dort unten in der dritten Reihe - rechtsaußen. Wie von nur einem Gedanken gedrängt, erhob ich mich und stieg die Stufen zur dritten Reihe herab - rechtsaußen war heute mein Platz.

Ich bemerkte erst gar nicht, daß sie neben mir stand. Was ich unbewußt wahrnahm, war ein behutsamer, aber doch entschiedener Druck auf meine Schulter, mit der indirekten Aufforderung, sitzen zu bleiben. Sie nahm hinter mir den Platz ein. Jetzt war alles gut und eine Quelle des Wohlseins überflutete mich. Eine intensive Empfindung mit einem Menschen teilen zu können, das war es, was in diesem Augenblick zählte.

Diese Begegnung führte zu einer tiefen und wunderbaren Freundschaft in der folgenden Zeit.

Innerlich getrieben von jeder Herausforderung des Lebens - des Alltags, lebte Susana ständig in einem Zwiespalt; denn ihre Gedanken, ihre spontane Entscheidungskraft, ihre geistige Flinkheit wurden täglich durch ihre körperliche Verfassung gebremst. Ihr jahrelanges Rückenleiden zermürbte in vielen Stunden ihre Freude, ihre Kraft, ließen ihre Schritte mühevoll und langsam werden. Der Palau de la Musica blieb ein so ungewöhnlicher, einzigartiger Ort für uns, und mir schien, daß Susana nur dort für ein paar Stunden Harmonie und einen halbwegs schmerzlosen Freiraum fand.

Manchmal, zu Hause oder auf kleinen vorsichtigen Spaziergängen erzählte sie mir über soviele Schattenschichten bis hin zu einem Lichtstrahl, - beschrieb sie mir die für sie so müde Umgebung; deutete auf ihre enorme Leere hin, deren Kälte so erschöpft. Worte der Hoffnung glitten mir aus den Händen. Mein NichtsTUNkönnen und ihre Verzweiflung führten uns beide in einen gewissen Lähmungszustand. Machtlos jeder auf seine Art! Vor allem nachts setzte ich mich mit Susanas Schmerz brieflich auseinander, in der Hoffnung, irgend jemand könnte mich hören, anhören, zuhören oder mitlesen.

Wenn sie mich abends nicht mehr anrief, wußte ich, daß sie auf ihren Schmerzen einschlief, und eine Flut von harter Gegenwart stört ihre Träume. Eine schlafende Welt umgibt mich, während sie ihren heillosen Kampf führt. Es stand alles im Zwielicht; ihr langersehnter Wunsch, sich von diesem vagen Ertrinken entfernen zu wollen, und meine Hilflosigkeit in dieser Situation.

Noch zweimal raffte Susana ihre Kraft zusammen, eben, weil die Hoffnung bestand, ihr doch noch helfen zu können - sie flog in die Schweiz und nach London zu Schmerzspezialisten.

An einem Sonntag im Februar stand ich am Flughafen, spürte meine Nervosität, meine absurden Erwartungen, meine Freude, sie wiederzusehen, meine Tränen.

Ich sah sie, wahrlich gezeichnet durch die Überanstrengung der letzten Tage und der Reise, saß sie zusammengesackt im Rollstuhl und ließ sich wie eine Fracht davonschieben.

Ich begann zu laufen, harte Eisenstangen schlugen gegen meine Beine - aber in unserer so zwanglosen Umarmung lag Belastung, lag Verständigung sowie die Erinnerung an alle guten, aber auch verknoteten Stunden; und für einen Augenblick spürte ich meine Tränen.

Dieser lange Nachmittag, angefüllt mit Susanas traurigen Berichten aus der Schweiz und London; voll von auswegslosen Gedanken; alles, aber auch alles, war Schmerz und Zerrüttung einer Person mit der daraus resultierenden festen Entscheidung; endlich ertrinken zu wollen - Ruhe zu finden.

Erschüttert, enttäuscht, schwach, blockiert, sprachlos, betroffen, erschrocken etc... all diese Adjektive sind nur ein Bruchteil von dem, was ich an diesem Nachmittag empfand; wie ich mir selbst gegenüberstand.

Susana ausgesprochenes Anliegen an mich, ihr zu helfen, diese Ruhe zu finden...., hämmerte regelrecht in meinen Kopf - es war eine lange, lange Nacht, und nie zuvor empfand ich die Dunkelheit als so störend, so feindlich, so allein gelassen in meinem Kampf zwischen Moral und Humanität; zwischen Helfenwollen und Nichtstundürfen; zwischen Verständnis und Realität.

Wo, oder bei wem sollte ich anfangen, um Hilfe zu schreien? Diese Nacht war eine Ewigkeit, die mir weder ein Echo gab noch eine Antwort versprach. Körper und Gegenwart sprachen nicht mehr dieselbe Sprache! Und wieder war da diese tiefe Empfindung, die ich in dieser kalten Dunkelheit mit einem Menschen teilte, und das war es, was in diesen Augenblicken zählte und stellvertretend für alles Leben dastand.

Jede Freundschaft ist eine lebenserfüllende Bereicherung, mit gewissen aufwühlenden Angriffspunkten zur persönlichen Aufforderung, sich über Akzeptanz und Toleranz klarzuwerden.

Inzwischen sah ich die Morgendämmerung vor meinem Fenster, und mehr denn je ermutigte und bestärkte sich meine Meinung über den Tod, einen unvermeidbaren Abschied nicht als Verlust aufzufassen. Es schien frostig dort draußen, aber leise und beharrend veränderten die ersten Sonnenstrahlen die harte Erde. Im fahlen Baumrindenglanz fühlte ich meine Entscheidung wachsen. Durch mein starkes Gefühl der Vertrautheit, die in dieser Freundschaft jeden Platz eingenommen hat, wußte ich, daß ich Susana nicht durch irgendwelche Schritte helfen kann noch will, die durch meine eigenen Hände oder Handlungen verantwortlich sind, diese tiefe Ruhe zu finden.

Ich werde einfach DA SEIN.

Entlaste ihre Gedanken durch Zuhören; ihre schwarzen Worte werden Toleranz und Akzeptanz bei mir finden. Durch jede meiner Bewegungen soll sie Wärme und Umarmung erfahren. Meine Gedanken und mein Handeln zeigen mein Verständnis für Susana.

Ganz in der Ferne höre ich, wie die Welt um mich herum aufwacht; erst jetzt fühlte ich, wie mein Körper bleischwer vor dem Fenster stand, und ich weinte. ......sie erleichtern - an diesem Morgen danach.

Tränen, die eine Freundschaft ausmachen; Tränen, die eine ganze lange Nacht gewartet haben, und ich wünschte mir in diesem Augenblick nichts mehr, als, daß die Möglichkeit wiederbestünde, Susana im Palau de la Musica zu sehen - SIE, dritte Reihe rechtsaußen - ich, letzte Reihe Mitte.

Hans Jungk

Frage

Wie bist du
so wie früher
wer sieht ihn wirklich
ist er wirklich
keine Antwort
gibt es eine
frag doch
wen fragen
ich frage doch immer
ich frage jeden
überall
niemand ohne Frage
keiner fragt mehr
ich sehe kein Ende
ich kann nicht mehr fragen
aber ich muß
ich will nicht mehr fragen
wo ist die Antwort
es gibt keine
dann gibt es auch keine Frage
nein, es gibt keine Frage
nur Leben
Leben ist fragen

Alfred Kohlschmid

Martha und Max

Oberschwester Martha ist eine berufserfahrene, handfeste Persönlichkeit. Wenn sie auch gelegentlich sehr bestimmend auftritt, ist sie doch nicht ohne Seele. Auf ihrer Station liegt augenblicklich der genesende Max, ein manchmal leicht schrulliger Mensch, doch ein gutmütiger mit gesundem Humor. Aus seinem schon wieder frisch überzogenen Bett heraus blinzelt er seine gepflegte Betreuerin an und sagt ganz spontan:

„Oberschwester".

„Ja".

„Heute Nacht hab' ich von Ihnen geträumt".

„So, von mir, da wird wohl nichts Gescheites herausgekommen sein".

„Doch".

„Was denn?"

„Wir waren dabei, eine Tochter zu bekommen".

„Träumen Sie was anderes! Ich bin gut über Fünfzig und bekomme keine Tochter mehr".

„Oberschwester Martha, ich bin auch schon über dem Berg. Das Mädchen hieß Billy".

„Meine Tochter Billy, wieso Billy, ich hätte nie eine Tochter, die Billy heißt".

„Doch. Und sie wurde Oberschwester wie Sie und obwohl sie Billy hieß, nannte man sie, wohl wegen der Ähnlichkeit mit Ihnen, im Krankenhaus Oberschwester Martha. Und dann hab' ich von der auch geträumt, aber nicht so wie von Ihnen, weil sie ja meine Tochter war".

„Da hat sie aber Glück gehabt".

„Schwester".

„Ja".

„Morgen träume ich wieder von Ihnen".

„So, aber bitte ohne die Sache mit einem Kind".

„Schade, warum?

Elisabeth Gallenkemper

Therapieversuch

Sattes Schwarz, wie Rabenflügel,
flattert durch den Sinn.
Niemand der die bösen Schwingen
für den Freund einfing?

Manchmal kam ein Meisterlehrling
der sich fähig fühlt
Rabenschwänze einzufangen,
die den Sinn zerwühlt.

Doch dem ging es wie dem Lehrbub,
der den Besen rief,
ganz genau so wie dem Jüngling,
den schon Goethe schrieb.

Leider nur, hier kam kein Meister,
der die Geister fing.
Somit trieben Schwarze Schwingen,
noch gewachsen, grob Unsinn.

Olaf Randerath

Vorbeigeschritten

Ein bischen Atom
brauchen wir alle
sprach der Minister
und fühlte sich
eins mit dem
Nichts.

Philipp Harry Arbiter

tod im krankenhaus

abgeschoben
langzeitstation
endstation
die kinder hatten keine zeit
die pflege auf akutstation zu intensiv
von den ärzten als moribund abgeschrieben
im geiste abgehakt
die visite wird kurz gehalten
scheu vor dem nahenden tode
und den eigenen gedanken

die letzte nacht
entzündet rasselnde lunge
fieber klettert
puls noch kräftig
aber arrhythmisch
der nachtpfleger angstvoll
ruft den arzt vom dienst
der müde ist vom tage
von notfällen
und einer unzahl aufnahmen
nur schlafen will und ruhe
entscheidung nichts mehr zu tun
über den kopf hinweg
der sterbenden
die nichts mehr sagt
in andrer welt schon weilt

und gegen morgen
einsam allein
um fünf
die kinder zu hause schlafen
der pfleger wäscht eine alte frau

im nachbarbett
der letzte schlag des achzigjährigen herzens
der letzte atemzug der achzigjährigen lunge
ein letztes verkrampfen
achzigjähriger hände in verschwitztem kissen
ende
einsam
einzig

der dienstarzt horcht
mit seinem stethoskop
auf stille lungen
und stehendes herz
müde und übernächtig
fühlt stunden später dann
leichenstarre
sieht bläulich rote totenflecke

der totenschein
zentrales regulationsversagen
herzinsuffizienz
pneumonie
natürlicher tod

gespräch mit tochter schwiegersohn
mein beileid
ihre mutter ist verstorben
sanft entschlafen
nein sie hatte keine schmerzen mehr
es ging ganz schnell zu ende
nochmals mein beileid

der zentrale ein freies bett melden

Wolfgang M. Klingler

Am Montag kam
die nette ältere Dame
und roch schon so merkwürdig,
als sie mein Zimmer betrat.
Nachdem sie sich endlich
entkleidet hatte,
sah man schon das ulzerierende
Mammakarzinom.

Am Dienstag kam
zur ersten Gastroskopie
der junge Mann, der
vor seiner Abschlußprüfung stand
und meinte, der Stress
habe ihm ein Magenulkus gemacht,
aber als ich dann
das Antrum einsah,
zeigte sich das riesige Geschwür
eines Magenlymphoms.

Am Mittwoch kam
ein vorgealteter Metallarbeiter
zur Sozialgerichtsbegutachtung
und hielt die Hand
schon an der Anmeldung
auf die linke Brustseite.
Im Ruhe-EKG zeigten sich
ST-Streckenhebungen der
ganzen Vorderwand.
Auf dem Weg zur Intensivstation
bekam er Kammerflimmern
und trotz sofortiger Reanimation
konnten wir ihn nicht mehr
zurückholen.

Am Donnerstag kam
ein Freund der Familie,
der seit 14 Tagen Husten hatte
und wolle sich
vor dem Urlaub mal kurz
die Lungen röngten lassen.
Als das Röngtenbild dann
am Schaukasten hing,
sah man schon von weitem
das rechtsseitige Bronchialkarzinom.

Am Freitag kam
die junge Mutter mit
ihrem blassen Dreijährigen,
der seit ein paar Tagen
nicht mehr richtig essen wollte
und bat mich, dem Jungen
doch mal ins Gewissen zu reden.
Die Schwellung am Hals
und die tastbare Milz
veranlaßten mich
ein Blutbild zu machen,
um zu sehen, was ich schon längst wußte,
daß der Junge eine
akute Leukaemie hatte.

Am Abend kamen
die alten Freunde, die
wir schon lange
hatten einladen wollen
und lachten und tranken
und hatten so viel zu erzählen.
Nur ich saß mürrisch in der Ecke
und verdarb allen den Spass.

Karola Groch

Weißer Kittel im Wind

Ein trüber Dezembertag. Ich stehe am Fenster und sehe in den Garten hinaus. Mein weißer Kittel flattert im Wind auf der Leine, die zwischen zwei kahlen Baümen gespannt ist. Einige Sonnenstrahlen wagen sich schüchtern durch die rissige Wolkendecke, und Krähen schreiten neugierig nach Futter suchend über den Rasen.

Meine Gedanken schweifen zurück:
33 Jahre lang hat er mich begleitet - dieser weiße Kittel - durch die schweren und die schönen Jahre meines Berufes. Alle Ängste hat er mit mir geteilt und mich unter seine schützende Hülle genommen. Er hat meine Klagen über die anstrengenden Notdienste ertragen und mich am folgenden Morgen erneut zur Arbeit angetrieben. Er hat mich getröstet,wenn ich abends müde zum Weiterlernen antreten mußte. Befielen mich Zweifel, ob ich wohl die richtige Diagnose gestellt und die entsprechende Therapie gewählt hatte - mein Kittel war dabei. Er hat mich besänftigt wenn ich traurig war über das Wegbleiben langjähriger Patienten, denen ich viel Zuwendung gab ,die nun aber unzufrieden waren ob einer verweigerten Gefälligkeits- verordung. Mein Kittel war da, wenn ich verzweifelt war über meine Ohnmacht bei unheilbaren Krankheiten oder gar bei Ärger mit Kollegen, Chefs oder Institutionen. Wie demütigend war das: nach 3 jähriger ärztlicher Tätigkeit mußte ich an Hand von Geburts-,Approbations - und Facharzturkunde: "aber bitte im Original!" beweisen, daß ich Ärztin bin. Aber der Kittel freute sich auch mit mir über wiedergenesene Patienten oder über eine Weihnachtskarte mit selbstgefertigten Patientengedichten. Er teilte meine Begeisterung über neue diagnostische Möglichkeiten und den Fortschritt in der Medizin, und er teilte meine Wut über unsinnige Entwicklungen und die Bürokratie.

Mein weißer Kittel flattert im Wind. Ich werde ihn bügeln und zusammenlegen. Er wird im Schrank aufbewahrt.

Alfred Kohlschmid

Ewige Kreise
(Haiku)

Verborgener Hauch,
Fühlen quellenden Lebens.
Zartgrünes Ahnen.

Üppige Felder,
flimmernder, wärmender Schein.
Frohes Verweilen.

Vollreife Fluren,
Stürme, dunstgraue Nebel.
Geborgen daheim.

Glitzernde Flocken,
still, die Erde umhüllend.
Besinnliche Zeit.

xxx

Neues Leben wird,
strahlend, offen, sich wandelnd.
Wachsen fordert Raum.

Suchendes Drängen,
ungehemmt, blühend im Glück.
Wogendes Wirken.

Leuchtendes Schenken,
Wolken, härtere Schatten.
Reife der Natur.

Kälteres Dunkel,
im All verfliehendes Sein.
Unfassbar, göttlich.

Das Haiku ist ein japanischer Dreizeiler aus 17 (5+7+5) Silben

Harald Kappel

Sprechstunde

Gotterhaben
sitzen Herren in weißen Kitteln
zu Gericht
über Schicksale der Bittsteller
die wurmhaft ergeben zur Verhandlung kriechend
zitternd ihr Urteils erwarten
von Schweigen eingehüllt
Milde erflehend
den erlauchten Gesichtern zugewandt
wird ihnen Leben und Sterben verschrieben
angekettet an buntes Gift in Pillenform
das Ihnen über den Richtertisch gerollt wird
Seelenlos
Hoffnungslos
Alleingelassen . . .

Wolfgang Hensel

Über dem Wasser

Manche leben ihr Leben
mit Augen, die nicht sehen können.
Sie denken an die Zeit
in der sie Hilfe bedurften.
Manche reden nur,
manche würden vieles tun,
andere drehen sich um.
Einsame Tage und einsame Nächte.

Es ist so leicht
anderen die Kraft zu nehmen
und sich niemals voran zu stellen,
nimm die Last und versuche
sie auf deinen Rücken zu laden.

Du arbeitest hart
in der großen heißen Sonne
und fühlst dich allein,
doch du spürst,
du bist nicht der Einzige.
Wenn du Hilfe brauchst,
stelle dich auf deine Füße.

Thomas Bruns

Enthüllungen

Mit Menschen reden ist wie
eine Kiste öffnen, von der man nicht weiß,was sie enthält,
und dann erstaunt feststellt,
daß dort etwas ist,was man gebrauchen kann.

oder vielleicht wie ein Buch, das man liest,
ohne es zu verstehen, und man nach Jahren merkt,
daß doch einiges geblieben ist vom Inhalt dieses Werkes.

Auch wie der Blick hinter den Spiegel,
bei dem man feststellt, daß sich da nichts befindet
außer der schwarzen aufgedampften Schicht,
und man beim Abkratzen merkt,
daß man plötzlich hindurchsehen kann
worin man sich vorher selbst erkannte.

Verena Kappenberger

Mein Kind, heute sah ich, daß du traurig bist!

Vor ein paar Monaten lernte ich dich kennen
ein so lieber Wirbelsturm in meinen 4 Wänden...
gierig verschlangst du alle Neuigkeiten
es gab frohe Stunden und ...
ab und zu rolltest du mit wunden Flügeln davon...
und
öfters fiel eine Träne von mir auf deine Rollspur -

Ich weiß, du schläfst dann ein auf deinen Schmerzen
und eine Flut von harter Gegenwart stört deine Träume
die schlafende Welt umgibt dich, während du mit dir den
heillosen Krieg führst!!!
Liebes, in einer Weile wird die Morgenröte kommen und
ich schreibe dir indessen,
um dir ganz einfach zu sagen: Ich hab dich lieb,
um dir zu sagen, wie sehr ich mich morgen auf deine
leuchtenden
Augen wieder freue -
und auf deine flinken, wirbelnden Ärmchen
auf dein Lachen, das durch den Raum hallt
auf deine unzähligen Fragen,...
Liebes, in einer Weile wird die Morgenröte kommen und
ich schreibe dir indessen,
um dir zu sagen: ich hab dich lieb und DU und ICH wis-
sen,
daß du dir nie die Schuhe kaputt machst,
doch du wirst wachsen auf deinem Marsch!

Renate Bergmann

Zwei vergebliche Hausbesuche

Seit Jahren besuchte eine einsame, vorgealterte Diabetikerin meine Sprechstunde. Sie klagte immer ausschweifend, war aber dann zufrieden, wenn ich ihr zugehört und sie mit den nötigen Rezepten versorgt hatte. In einem Gespräch erfuhr ich, daß beide Eltern den Freitod gewählt hatten. Ich nahm mir vor, bei ihr besonders auf Stimmungsschwankungen zu achten.

Eines Tages bestellte sie einen Hausbesuch und berichtete ganz aufgeregt, daß alles in ihrer Wohnung stinke, sie selber auch, und daß sie nicht in der Wohnung bleiben könne. Sie hatte seit Tagen nichts gegessen und getrunken, weil alle Speisen einen ekeligen Geruch hätten.

Als ich mir im Bad die Hände wusch, sah ich sieben lange Nachthemden wie Gespenster auf der Leine hängen. Diese Hemden hatte sie letzte Nacht alle zwei Stunden gewechselt und gleich gewaschen, weil sie stanken.

Ich wies die Patientin unter der Verdachtsdiagnose einer Psychose mit Geruchshalluzinationen ein. Sie blieb viele Wochen in der Nervenklinik und kehrte dann gesund und unauffällig nach Hause zurück.

Regelmäßig besuchte sie wieder zum Termin meine Sprechstunde und war vier Jahre völlig unauffällig. Dann erreichte mich erneut die Bitte, einen Hausbesuch durchzuführen.

Dieses Mal sagte sie mir nur, sie fühle sich nicht wohl und hätte keinen Appetit. Ich untersuchte sie und wusch mir dann im Bad die Hände.

Dort hingen auf der Leine wieder alle Nachthemden, die sie besaß. Ich ging zu ihr zurück und fragte eindringlich! " Ja, es stinkt wieder alles, ich bin ganz verzweifelt, ich will nicht mehr leben“.

Ich mußte sie dieses Mal in eine andere psychiatrische Einrichtung einweisen. Ich sprach telefonisch mit der diensthabenden Ärztin und schilderte ihr die Ereignisse, die sich vor vier Jahren zugetragen hatten und meinen Verdacht einer Wiederholung der Psychose und der Suizidgefährdung.

Einen Tag später erhielt ich einen Anruf, daß die Einweisung unbegründet und die Patientin völlig unauffällig sei.

Zehn Tage wurde die Patientin beobachtet und dann nach Hause entlassen. Ich wurde vom Krankenhaus von der Entlassung informiert.

Da die Patientin nicht zur Sprechstunde kam, machte ich mir Sorgen und suchte sie auf. Ich klingelte, aber hinter der Tür herrschte Totenstille.

Ich fragte die Nachbarn. "Ja, wissen sie denn nicht, daß wir die Polizei holen mußten. Wir haben Frau G. nur gesehen, als sie aus dem Krankenhaus kam. Wir wunderten uns, daß sie nicht einkaufen ging oder wenigstens zum Briefkasten. Die Polizei hat die Wohnung aufgebrochen. Frau G. lag tot im Bett und viele leere Tablettenröhrchen standen auf dem Nachttisch.

Gedankenverloren ging ich in meine Praxis zurück.

Dort lag die Post auf dem Schreibtisch. Ich öffnete das Entlassungsschreiben von Frau G. und las: Der Verdacht auf das Vorliegen einer Psychose hat sich nicht bestätigt, im psychatrischen Sinne ist Frau G. nicht therapiebedürftig.

Ein Jahr später machte ich aus anderen Gründen wieder einen vergeblichen Hausbesuch.

Eine junge Frau kam zur Einstellungsuntersuchung. Sie berichtete mir, sie sei gesund, brauche nur ein Attest, um als Kellnerin arbeiten zu können. Sie war drei Jahre zu Hause gewesen, um die Kinder zu versorgen. Jetzt hätte sie zwei Kindergartenplätze und freue sich, wieder arbeiten zu gehen.

Die klinische Untersuchung war unauffällig, ich bat sie noch, zum Röntgen der Lunge zu gehen und in einer Woche wieder zu kommen.

Nach einer Woche hielt ich den Röntgenbefund in der Hand und las: Es besteht bei Frau M. der dringende Verdacht auf das Vorliegen eines Lungentumors.

Fröhlich betrat Frau M. mein Sprechzimmer und dachte ihren Gesundheitsausweis zu bekommen. Ich mußte ihr aber mitteilen, daß ich zur Abklärung ihres Röntgenbefundes ein Bett in der Klinik besorgt hätte.

Ich versuchte, sie zu beruhigen, daß ein Zufallsbefund sicher erst der Beginn einer Erkrankung sein könne.

Es tat mir so leid, als Frau M. mit hängenden Schultern mein Sprechzimmer verließ.

Einige Wochen später erhielt ich den Krankenhausbericht. Ich erfuhr, daß sich die Diagnose eines Lungentumors bestätigt hatte und Frau M. zur Strahlentherapie angemeldet sei. Einige Tage nach dem Bericht ging ich zu ihrer Wohnung, um mich nach ihr zu erkundigen.

Ich klingelte, aber hinter der Tür herrschte Totenstille. Ich fragte die Nachbarn.

„Ja, wissen Sie denn nicht, was der armen Frau M. passiert ist? Eines nachts konnte sie nicht schlafen. Sie ging ins Bad, dort fand sie ihren Mann, er hatte sich aufgehangen. Sie ist schreiend zu uns rübergelaufen. Wir haben den Arzt geholt, aber Herr M. war tot. Jetzt wird die Wohnung aufgelöst. Frau M. zieht zu ihren Eltern in eine andere Stadt.

Anne Alpert

Dieselbe Hand.

Oh Sommerwind!
Trägst mir mein Mädchenkleid zurück.

Oh Dünenduft!
Stellst Bilder in die Luft,

Oh Möwenschrei!
Machst wieder gegenwärtig,

Ach warmer Sand!
Es ist dieselbe Hand.

Philipp Harry Arbiter

suicidales gedicht

es endlich lästig fühlen
das leben
es abgeschmackt empfinden
und verbraucht
immer den gleichen trott zu gehen
ablehnen
das verstaubte und vergilbte gipskorsett der konventionen
sprengen wollen
den haftbanden entspringen wollen
ekel
vor den sachzwängen und der politik des überlebens
der anpassung einordnung unterordnung
fühlen
frei sein wollen
das netz
familiärer bande und beruflicher bindungen
erkennen enttarnen
und entflechten
sich lösen von den regeln
ablösen von den direktiven
danach
in sich
fast nur noch leere finden
und einen kleinen rest
alter ausgeträumter träume
die auferstehen und die erfüllung fordern
sich selbst gehören wollen
im angesicht des pelotons der zweifel
an sich selbst verzweifeln
den ausweg ersehnen
in die freiheit fliegen wollen
durch einen kühnen sprung

aus einem fenster von einer brücke
sich auflösen erlösen
in tabletten
oder dem gleichmaß des lebens
einen lauten kontrapunkt entgegensetzen
durch einen kurzen schuß
ins gnadenlos schlagende herz

Erika Eichhorn

Heilung

Erstarrtes löst sich
tief aus dem Körper
steigt Wehmut auf
Tränen
aus alten Wunden
die
hart geworden
wohl vernarben
doch niemals heilen konnten

Lösung, Bewegung
sanfter Schmerz
lang schon geahnt
der beunruhigt, aufbricht

aus alten Wunden
fließen
Tränen

Es ist gut

Thomas Bruns

Einbahnstraße

Vor Dir Nichts, Hinter Dir Alles

Einbahnstraße

Ein Anfang Kein Ende

Einbahnstraße

Die Lichter Deiner Verfolger haben Dich schon erfaßt
und geben Dir nur eine Chance zu entkommen

Einbahnstraße

Nur Deine Gedanken lassen sich nicht in dieses Schema pressen,
dem alles zu folgen scheint

Einbahnstraße

Edeltraud Kühle

Visionen

Hell erscheint
Mir der Tag, obwohl
Ich im Nebel stehe.

Ideale werde
Ich nicht aufgeben, obwohl
Sie über mich lachen.

Kraft gibt mir
Die Vision, für die
Es lohnt, sich anzustrengen.

Eisern will ich
Meinem Ziel folgen, obwohl
Sie mir Steine in den Weg werfen.

Erfolg werde ich
Haben, wenn ich mir
Genug Mühe gebe.

Erika Eichhorn

Respekt

Du willst ihr
Gutes tun

Damit es gut ist
für sie

frage sie!

Erika Eichhorn

Hab Vertrauen

Jedezeit fröhlich
bist Du
unbeschwert
doch dahinter
auf dem Grund
Deiner dunklen Augen
sehe ich Seerosen
sich spiegeln
im Meer Deiner Tränen

Hab doch den Mut
die Deiche zu öffnen
Du wirst nicht ertrinken
sondern
in ihrem Fließen
lebendiger sein

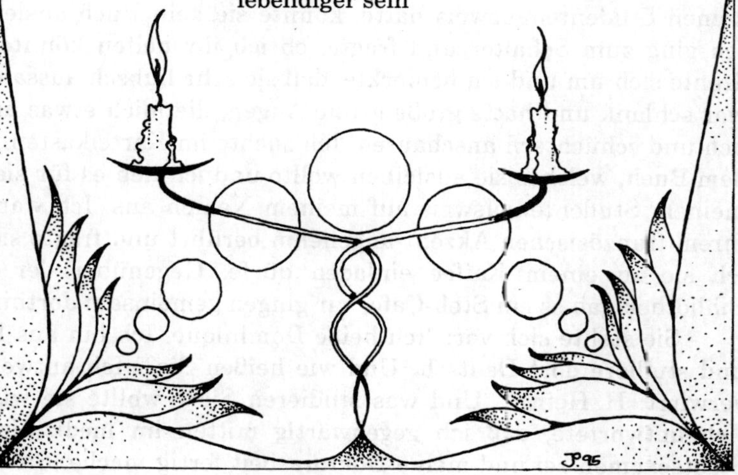

Heinz Krauß

Geschichte einer großen Liebe

Im September 1968 war ich 25 Jahre alt und stand mitten im medizinischen Staatsexamen an der Friedrich-Alexander-Universität Erlangen. Es war ein sonniger Herbst, ein "goldener Herbst", und man konnte noch im Hemd im Schloßpark spazieren gehen. Die Blätter waren schon bunt gefärbt und es roch nach Laub. Die ersten Prüfungen in den Hauptfächern hatte ich mit der Note "sehr gut" bestanden und hierüber war ich natürlich sehr glücklich. Meine Doktorarbeit war beinahe fertig; den größten Teil hatte ich während meiner Studienzeit in Amerika geschrieben.

An einem sonnigen Montag war ich vormittags auf dem Weg zur Uni-Bibliothek, um einige Bücher abzugeben. Ich ging zum Ausleiheschalter und stellte mich dort an. Vor mir stand ein Mädchen in einem dunkelblauen Kleid. Auf Grund ihrer Aussprache mußte sie eine Französin sein. Sie war etwa 20 Jahre alt. Da sie keinen Studentenausweis hatte, konnte sie kein Buch ausleihen. Ich ging zum Schalter und fragte, ob ich ihr helfen könnte. Sie drehte sich um und ich bemerkte, daß sie sehr hübsch aussah. Sie war schlank und hatte große grüne Augen, die mich etwas ängstlich und schüchtern anschauten. Ich suchte im Karteikasten nach dem Buch, welches sie ausleihen wollte und ich lieh es für sie mit meinem Studentenausweis auf meinem Namen aus. Ich war von ihrem französischen Akzent angenehm berührt und fragte sie, ob ich sie zu einem Kaffee einladen dürfe. Gegenüber der Uni-Bibliothek gab es ein Steh-Cafe, wir gingen gemeinsam dorthin.

Sie stellte sich vor: "Ich heiße Dominique. Ich bin aus Paris und studiere dort Deutsch. Und wie heißen Sie?" Ich antwortete verwirrt: H..Heinz" „Und was studieren Sie?“ wollte sie wissen. "Ich antwortete, daß ich gegenwärtig mitten im medizinischen Staatsexamen sei und meine Doktorarbeit fertig mache. Sie hatte einen kleinen Schreibblock dabei und machte sich eifrig Notizen zur deutschen Sprache. Ich fand sie sehr sympathisch und fing sofort Feuer. Nach dem Kaffee ging sie zurück zum Studentenwohnheim am Rathsberg, und ich in meine Bude. Zum Mittagessen ging ich ab und zu in die Mensa, da es während der Semesterferien auf unserem Corpshaus kein Mittagessen gab. Ich wußte, daß Dominique mittags auch in der Mensa aß und wartete dort auf sie. Als sie mich sah, war sie sichtlich erfreut. Wir vereinbarten, daß wir uns in Zukunft immer in der Mensa treffen wollten. In den nächsten Wochen sahen wir uns täglich und es wuchs ein ‘zartes Pflänzchen’ der Liebe. Wir gingen nun öfter Hand in Hand durch den Schloßpark und freuten uns auf den nächsten Tag. An einem schönen und sonnigen Tag setzten wir uns auf eine Bank und küßten uns zum ersten Mal. Dominique war, was die Liebe anbetraf, eine völlige Anfängerin und war auch beim Küssen sehr ängstlich und zurückhaltend. Am Abend hatte ich Prüfung bei Professer B., später Ordinarius für Chirurgie in Münster. Dominique wartete im Aufenthaltsraum für Patienten auf mich. Als dann die Prüfung zu Ende war, kam sie auf mich zu und fragte: "Wie war die Prüfung?" Ich sagte, daß ich eine gute Note erhalten habe, und sie gab mir einen lieben Kuß. Anschließend gingen wir in eine Kneipe, wo es als Spezialität "Stadtwurst mit Musik " gab (Schinkenwurst mit viel Zwiebeln). Aus dem zarten Pflänzchen der Liebe wurde langsam eine richtige Pflanze. Eines Nachmittags war sie bei mir auf meiner Bude und lernte, während ich mich auf das nächste Prüfungsfach vorbereitete. Wir küssten uns sehr lang und sehr zärtlich und ich begann, sie auszuziehen. Endlich war es soweit, hoffte ich, doch nachdem ich mich ebenfalls ausgezogen hatte, stand Dominique plötzlich auf, zog sich wieder an, nahm ihre Bücher zur Hand und sagte: "Ich muß jetzt zurück zum Studentenwohnheim". Ich war völlig perplex, denn so etwas war mir noch nie passiert, wo ich doch mit Sicherheit geglaubt hatte, am Ziel zu sein. Es dauerte einige Minuten, bis ich mich von diesem Schock erholte und ich begleitete sie zum Studentenwohnheim. Am nächsten Tag sagte ich zu ihr: "Du bist ein Angsthase", doch ich hatte ihr bereits verziehen für das nicht vollendete Schäferstündchen. Ich glaubte, daß Dominique Angst vor dem ‘letzten Schritt’ hatte.

In Erlangen gibt es ein wunderschönes altes Lokal mit dem Namen ‘Alte Oppelei’. Dieses Lokal ist mit alten Möbeln und Bildern ausgestattet und ein herrlicher Rahmen für einen schönen Abend. Ich wollte Dominique zum Abendessen einladen. Da die Oppelei etwas teuer war, bin ich morgens in die Blutbank der chirurgischen Klinik gegangen zum Blutspenden. Mit diesem Geld bin ich dann abends mit ihr in die Oppelei gegangen. Ich hatte von der Blutentnahme noch ein Pflaster in der rechten Ellenbeuge. Dominique sah das Pflaster und fragte mich danach. Ich sagte ihr, daß ich heute früh mein Blut verkauft habe, damit ich sie abends

zum Essen einladen kann. Sie war so gerührt von dieser Tat, daß sie mir dafür einen Kuß gab.
Leider mußte Dominique nach einigen Monaten wieder zurück nach Paris. Ich bin mir ganz sicher, daß, wäre sie länger in Erlangen geblieben, aus uns beiden ein Paar geworden wäre.

Im Februar 1969 war ich mit dem Staatsexamen fertig. Ich kaufte mir für einige Hundert Mark einen uralten VW-Käfer und fuhr von Erlangen nach Selb, um am dortigen Krankenhaus meinen Beruf als Arzt zu beginnen. Als ich mich an der Pforte des Krankenhauses meldete, lag schon ein Brief für mich da mit einer französischen Briefmarke. Ich freute mich sehr über diesen lieben Brief. Die Arbeit im Krankenhaus war furchtbar anstrengend, und das Leben in Selb war trostlos. Einige Kilometer hinter der Stadt begann der Eiserne Vorhang. Besonders vermißte ich meine Dominique. Wohl fühlte ich mich nur, wenn ein Brief von Dominique kam.

Im Sommer 1969 war Dominique wieder in Erlangen zusammen mit ihrer Freundin Marie-Jose. Wir machten eines Nachmittags einen Ausflug in die Fränkische Schweiz und aßen in einer Gartenwirtschaft unter alten Kastanienbäumen im Freien eine fränkische Brotzeit und tranken Rauchbier dazu. Dominique war sehr mutig und nahm aus meinem Maßkrug einen kräftigen Schluck, sie war eben eine tapfere Französin.

Leider hatten wir für uns beide nicht genügend Zeit, um uns auszusprechen und vor allem darüber zu reden, wie unsere gemeinsame Zukunft aussehen solle. Ihre Freundin Marie-Jose war immer dabei.

Dann fuhren beide wieder nach Paris zurück und es gab die ersten Schatten auf unserer Liebe. Es war nicht so schön wie im Jahr zuvor.

Im Herbst 1969 legte ich in München das amerikanische Staatsexamen ab, weil ich später in einem amerikanischen Krankenhaus arbeiten wollte. Dominique wußte von meinen Plänen und ich merkte, daß sie darüber sehr traurig war, denn es bedeutete eine Trennung für längere Zeit. Ich bin mir heute ganz sicher, daß meine damaligen Amerikapläne das Ende unserer Liebe verursacht haben.

Im Frühjahr 1970 besuchte ich Dominique in Paris. Ihre Eltern hatten ein sehr hübsches Haus in Eaubonne. Ich wohnte in einem kleinen Hotel in der Nähe des Gare de l`Est. Wir verbrachten wunderbare Tage in Paris, doch wir sprachen wieder zu wenig über unsere Zukunft. Dominique fing plötzlich an, bitterlich zu weinen, sie drehte sich um und ging schnell davon. Ich stand allein und traurig da. Ich sollte sie für lange Zeit nicht wiedersehen.

In der Zwischenzeit habe ich geheiratet und arbeite in meiner Internistenpraxis. Oft habe ich an Dominique gedacht und mich gefragt, wo sie wohl sei und wie es ihr ginge. Einmal hatte ich einen Traum: Dominique war Deutschlehrerin an einem Gymnasium an der Loire. Ich saß auf einer Bank vor dem Gymnasium und sah, wie die Schüler in die Schule gingen. Dann kam Dominique, sie sah genauso hübsch aus wie damals. Sie erkannte mich, und ich rannte auf sie zu und sagte: Dominique, endlich habe ich Dich wieder. Sie war so bewegt, daß ich sie stützen mußte, denn ihr war schwindelig. Wir umarmten uns und sie fing an zu weinen. Danach war der Traum zu Ende und ich wachte verwirrt auf.

Bis zum Jahr 1994 habe ich Dominique nicht mehr gesehen, doch im Sommer dieses Jahres trafen wir uns in Paris wieder. Sie war verheiratet, hatte drei Kinder und war Deutschlehrerin an einem College in Epinay-sur-Seine. Worte für unsere Begegnung nach 24 Jahren reichen nicht aus, um unsere Gefühle zu beschreiben.

Warum habe ich dieses hübsche und treue Mädchen damals 1970 im Stich gelassen, wo sie doch so sehr an mir hing und ich alles für sie bedeutet habe? Wie soll unser Leben und unser Schicksal weitergehen?

Die erste große Liebe im Leben kann man niemals vergessen.

Ulrike Mattern-Ott

Seelenworte

die Seele beherrscht viele Sprachen
um sich Euch mitzuteilen
klar und deutlich
unmißverständlich
aber Ihr schaut nicht hin
Ihr hört nicht hin
wenn sie ihre Worte
in höchster Not herausschreit

Psychosomatische Reaktionen:
„... ich spreche durch meinen Körper ..."

ich appelliere
an Eure Liebe
an Eure Verantwortlichkeit
mit meinem Körper
den Ihr von Arzt zu Arzt schleppt
um ihn mundtot zu machen

Enuresis: „... ich nässe ein ..."

meine Tränen sind gelb und heiß
sie haben bereits meinen ganzen Körper
durchflossen
um konzentriert und in Massen
endlich Eure Aufmerksamkeit
zu wecken

Otitis media: „ ... ich höre nichts ..“

das Wasser hinter meinem Trommelfell
schmerzt höllisch
aber es dämpft
den Krach der Hölle
in der ich lebe
erheblich

Adipositas: „... ich esse weiter ...“

ich fülle mich mit Inhalt
der süß schmeckt
weil Eure Umarmungen
leer und bitter sind

Asthma: „... ich ersticke ...“

ich kann Dich nicht lassen
ich klebe fest an Dir
ich bin nichts ohne Dich
sagst Du
während Du
mit Deiner zärtlichen Umarmung
meine Lungenflügel zerdrückst

nehmt Euch bitte
gegenseitig in Eure Arme
damit die Ketten um meinen Brustkorb
endlich lockerer werden
und ich durchatmen kann

Neurodermitis: „. ich fühle mich nicht wohl in meiner Haut..“

ich kann Dich nicht spüren
und meine Haut muß Dir sagen
was ich nicht in Worte fassen kann

ich möchte mir die Haut vom Körper abziehen lassen
um endlich das Entbehren Deiner zärtlichen Berührungen
nicht mehr spüren zu müssen

die Haut abstreifen
wie eine Schlange
möchte ich
denn es schmerzt so
Dich nicht zu fühlen

rührt mich nicht an
ich könnte Euch
sonst infizieren
mit meiner Sehnsucht
nach Berührung

Du sprichst von Liebe
Du beteuerst Verbundenheit
aber Du bemerkst nicht
wie die Kälte Deiner Nähe
Blasen auf meiner Haut hinterläßt

Unruhezustände: „... ich schreie ...“

ich halte Euch auf Abstand
durch Schreckensschreie
die Ihr mit Diagnosen versehen möchtet
um Eure Hände in Unschuld zu waschen

Zwang: „... ich wasche mich ständig...“

Wasser auf meiner Haut
immer und immer wieder
Wasser auf meiner Haut
muß ich spüren
um mich
von Euren vergifteten Losungen
zu befreien
die Ihr mir eingebrannt habt

Dissozialität: „... ich schlage zu...“

Hagelschauern, Orkane
Blitz und Donner
beschwöre ich
um das Schweigen in mir
zum Schweigen zu bringen

ich schlage
weil ich mich nicht geschlagen geben will
in der Schlacht
die Ihr Liebe nennt

quälen
um Kontakt aufzunehmen
so wie Ihr es mich gelehrt habt
die Ihr nur in dieser Sprache zu mir gesprochen habt

immer wieder fragt Ihr mich
nach dem Grund meiner Wut
immer wieder fragt Ihr mich
nach dem Grund meines Hasses
immer wieder fragt Ihr mich
nach dem Grund meiner Gewalt
nach meiner Trauer
fragt Ihr nie

Anorexia nervosa: „... ich hungere ...“

umarme mich
so stark
daß meine Brüste
aufhören zu wachsen
als Dank dafür
lasse ich Dich
meine spitzen Knochen spüren

ich setze mich
auf Deinen Schoß
und in meinem Schoß
versiegt
die Quelle der Reifung

durch meinen Hungerstreik
lasse ich Euch hungern
nach meinem Wohlwollen
das ich Euch endgültig
entzogen habe

ich will keine Menschen
um mich herum
denn wenn ich ihre Nähe
nur rieche
muß ich mich erbrechen

mein Körper schwieg
aus Liebe zu Dir
die Du in Berührungen übersetzt hast
als Usurpator in einem Land
das Du niemals hättest betreten dürfen
und das nun sein Wachstum aufgekündigt hat

Gerhard Uhlenbruck

Definitionen

Stress

Menschen, die einem auf den Wecker gehen, verkürzen nicht nur unseren Schlaf, sondern auch unsere Lebenszeit!

Menschen, die keine Zeit zu verlieren haben, denen stiehlt man sie auch noch.

Stress nach dem Prinzip des Radiergummis: Je weicher ein Mensch ist, umso eher reibt er sich auf!

Erfolgs-Stress: Manch einer, der es im Leben zu etwas gebracht hat, hat sich auch etwas ums Leben gebracht - !

Anti-Stress-Training: Wer immer aufgeregt auf glühenden Kohlen sitzt, soll der jetzt lernen, ruhig über glühende Kohlen zu gehen?

Stress-Resistenz: Wer mir die Zeit stiehlt, kann mir gestohlen bleiben!

Psychotherapie

Psychoanalyse: Wer den Dingen auf den Grund geht, wirbelt auch Schlamm auf!

Psychotherapie: Eine Überzeugung ist wichtig daß man von seiner Wichtigkeit überzeugt ist! Schlüsselerlebnisse können Türen zur Wahrheit öffnen.

Selbstbewußtsein: Die Grösse eines Menschen richtet sich nach dem eigenen Ermessen - der eigene Maßstab ist eine individuelle Ermessenssache!

Resignation: Wenn man alles verloren hat, dann hat man nichts mehr zu verlieren und auf dieser Welt nichts mehr verloren.

Depression: Durch einen Haufen an Unglück wurde aus ihm ein Häufchen Unglück.

Altersdepression: Wer von der Bühne des Lebens abtreten muß, spielt in Zukunft keine Rolle mehr.

Altern

Altern: Wenn man nicht mehr in Frage kommt, fühlt man sich in Frage stellt - und die anderen bleiben einem die Antwort schuldig.

Rentner-Ehe: Wenn das Feuer der Leidenschaft erloschen ist, sollte man genug menschliche Wärme für den Herbst des Lebens gespeichert haben

Ehrgeiz im Alter: Wenn man nicht mehr viel vor sich hat, hat man noch viel vor.

Sexualität: Hörig ist, wer gehorcht, um erhört zu werden.

Daß man für alt erklärt wird, erklärt, daß man dann alt wird.

Renate Myketiuk

Eine Nacht auf der Intensivstation

Nun ist es Nacht, nur unsre Lampen brennen;
wir ziehen Tagbilanz. -- Was kommen mag?
An jedem Bett die Monitore nennen
den Druck der Kranken und den Herzenschlag.

Da wird sie ruhlos, denn sie möcht aufstehen;
es ist die Frau, die schlief den ganzen Tag;
sie sagt, sie müsse schnell nach Hause gehen,
ihr Mann wünscht sich zum Frühstück Kaffee Haag,

Sie wird belehrt, im Krankenhaus sie liege,
ihr Bauch sei operiert, sie sei schwer krank.
Drauf sie: am Fenster sitzt ja eine Fliege,
die sei so frei; sie wünscht jetzt einen Trank.

Obwohl sie hat die Spritze schon zum Schlafen,
und ward erfrischt in ihrem Bett recht fein,
find't sie den Eingang nicht zum Ruhehafen,
versucht sich aufzurichten, hebt das Bein.

Es ist, als wollt die Frau uns jetzt verklagen:
Wo find' ich Frieden, wo die heilsam' Ruh?
Und wir sind ratlos, reden, stellen Fragen...
Ein Durchgang? Ach, vielleicht fehlt nur das Du.

Mit einem Mal fragt jemand nach ihr'm Namen
und streichelt ihre Wangen, die so klein;
ach, ja, sprach sie, wir aus Rumänien kamen...
Da plötzlich fall'n die Lider. Sie schlief ein.

Wilhelm Pilgram

Heilversuch
(Gedanken eines Operateurs)

Löst du auch noch so vorsichtig Organe
und trennst mit scharfem Schnitt sie aus dem Halt,
begreife dich niemals in einem Wahne,
du fändest eine Lösung dergestalt,
daß du das Kranke schiedest vom Gesunden.
Zwar mag zutiefst dir der Gedanke munden,
doch planest du die Seele nicht mit ein,
würde der Mensch mit seinem armen Leben
ein Opfer nur und nicht genesen sein.
Du hättest ihm wohl sicher nichts gegeben,
als ein paar quälend lang empfundne Stunden.

Alfred Schöll

Silbern glänzt der Himmel in der Ferne -
es verschwimmt was war und was wird sein.
Ach, wir glauben allzu gerne
daß im Weltall wichtig WIR allein!
Doch wenn wir uns nur recht besinnen:
's wird das ganze All, und wir, einmal
zu NICHTS gerinnen!

Peter Zunke

Der Brautführer

Durch die hohen Glastüren,die den Blick auf den gepflegten Park freigaben, fiel das helle warme Sommerlicht auf die Braut.

Dr.Paul Mertens war sich nur zu gut bewußt, daß er sie liebte. Nun ja, Liebe, er mußte vor sich selbst zugeben, daß Verlangen wohl eher zutraf, in ihm war ein heißes, hungriges Verlangen nach dem weichen weißen Körper, den er so gut kannte. Er begehrte sie so sehr, daß er dafür einen Mann töten würde. Etwas in ihm zwang ihn geradezu. Nicht nur töten, nein, vernichten wollte er ihn. Für sie. Für die Frau,die er liebte. Für Birgitta, die Braut. Die Braut eines Andern. Er saß als Brautführer neben Birgittas Schwester im ovalen Raum des Standesamtes und bemühte sich, seine Gefühle und Gedanken unter Kontrolle zu bekommen.

Dr.Mertens kannte diesen Raum, seine altrosa Stoffbespannung, die Stuckdecke, die beiden Gemälde von Lehmbach, den ausladenden Messingleuchter. Hier war er vor vielen Jahren getraut worden. Er hatte mit fester Stimme "Ja"gesagt und dabei seine geliebte Anne angeschaut, und sie war so aufgeregt gewesen....Der Standesbeamte erhob sich zu seiner Rede. Dr. Mertens Gedanken gingen zurück in die Vergangenheit.

Vor vier Jahren war Anne friedlich im Schlaf gestorben, das Herz. Er hatte es schon länger gewußt, sein Freund Norbert war der behandelnde Arzt gewesen und hatte ihm gesagt, daß bei dieser Muskelschwäche jederzeit damit zu rechnen sei. Anne wußte es auch, aber sie hatten ihr Leben so weiter geführt wie immer, nur auf weite Auslandsreisen hatten sie verzichtet. Und noch mehr Zeit miteinander verbracht.Und als es soweit war,als Anne tot war, da war in ihm eine Gewißheit, daß sie jetzt für immer bei ihm sei, daß jetzt nichts mehr ihr etwas anhaben könne,und er fühlte sich neben aller Trauer seltsam leicht und froh.

Bis vor etwa einem Jahr Birgitta kam und ihm von dem Augenarzt erzählte.

Birgitta erzählte ihm immer alles, das hatte sie schon als kleines Mädchen getan. Für sie war er der gute "Onkel Paul", der alles wußte und alles konnte. Er hatte sie erstmals spät am Abend gesehen, ihre Mutter, Frau Schilling, hatte ihn angerufen, weil das Kind keine Luft mehr bekam und stark fieberte. Birgitta hatte so zerbrechlich ausgesehen mit der durchscheinenden weißen Haut und den großen fiebermüden Augen. Dr.Mertens hatte den Keuchhusten dann behandelt und war täglich vorbeigekommen, bis Birgitta wieder ganz genesen war. Später brachte Frau Schilling sie dann in die Praxis, wenn das Knie aufgeschürft war nach einem Sturz vom Fahrrad, der Bauch weh getan oder Birgitta sich beim Basteln für die Puppenstube in die Hand geschnitten hatte.

So wurde er der Hausarzt der ganzen Familie, behandelte Frau Schillings Venenleiden und den Hochdruck von Birgittas Vater, der auf der Werft im Schichtdienst als Schweißer arbeitete und dann durch einen Arbeitsunfall ums Leben gekommen war, Birgitta ging im ersten Jahr auf die Realschule, und ihre Schwester Ute war erst sieben. Für Frau Schilling war es sehr schwer gewesen, allein mit den beiden Mädchen und der kleinen Rente. Dr.Mertens war häufig abends nach der Sprechstunde zu den Schillings gegangen, er hatte die beiden Mädchen sehr in sein Herz geschlossen.Seine Frau Anne hatte ihn oft mit seinen "Ersatzkindern" aufgezogen, aber sie verstand ihn gut; nach einer Unterleibsoperation konnte Anne keine eigenen Kinder bekommen.

Bei den Schillings hatte Dr.Mertens auch für seine Praxis etwas wichtiges gelernt, nämlich daß Geld ein gutes Antidepressivum ist!

Er gestand sich ein, wie sehr er es genoß, wenn die Mädchen ihm bei der Begrüßung um den Hals fielen; er hatte für beide ein Sparbuch angelegt, das sie zur Konfirmation erhalten hatten. Birgitta hatte er dazu ein kleines goldenes Halskettchen geschenkt. Er wußte noch, wie tief es ihn getroffen hatte, als Frau Schilling ihm von den ersten Jungen in Brigittas Leben berichtet hatte, es war in der Zeit ihrer Tanzstunde gewesen. Dr.Mertens hatte sich daraufhin verpflichtet gefühlt, mit Birgitta über Sexualität zu reden. Sie hatte ihn offen angeschaut und ganz sachlich gemeint:

"Weißt Du, Onkel Paul, das find ich ja ehrlich ganz nett von Dir, daß Du mit mir so reden willst und so. Aber ich weiß das doch alles schon, nicht nur aus der Schule, und außerdem, irgendwie ist mir das alles noch zu früh. Ich will erst mal einen Beruf und dann viel rumreisen und so, und dann später vielleicht mal, wenn ich Kinder haben will. Und außerdem, mit AIDS und so, nein, jetzt will ich nur meinen Spaß haben, tanzen gehen und so..."

Ein Stoß in die Rippengegend zog Dr.Mertens Gedanken wieder in die Gegenwart. Ute Schilling neben ihm flüsterte "Jetzt ist es gleich soweit!"

Er schaute auf das Brautpaar. Birgitta sah in ihrem Seidenkleid einfach zauberhaft aus, eine kleine Strähne ihres blonden Haares hatte sich unter dem Schleier auf die rechte Wange gestohlen, die jetzt von der Aufregung ganz zart gerötet war. Dr.Mertens seufzte unhörbar, dachte an einen Kuß und an mehr und verbot sich dann diese Phantasien, versuchte sie ganz tief innen zu verschließen.

Natürlich hatte Birgitta ihn geküßt, aber das waren eben nur diese flüchtigen Berührungen seiner Wange gewesen oder bestenfalls eine Art Tochter-Vater-Küsse, ein Ausdruck der Dankbarkeit für ein Geschenk oder der Freude, daß er wieder einmal vorbeischaute, nicht mehr. Es war leider nie mehr gewesen. Und er selbst hatte auch nie etwas anders gesehen in ihr als eine Art Adoptivtochter.

Bis zu jenem Abend, als Birgitta in seiner Praxis aufgetaucht war und mit ihm reden wollte.

Damals war sie Vierundzwanzig gewesen. Nach dem Realschulabschluß hatte Dr. Mertens ihr eine Lehrstelle als Optikerin besorgen können und ihr nach der Gesellenprüfung einen Urlaub auf Kreta geschenkt. Birgitta war dann vom Lehrmeister übernommen worden und hatte sichtlich Spaß an der Arbeit, kam mit den Kunden bestens zurecht und durfte bald schon recht selbständig arbeiten, sogar den Chef vertreten. Im ersten Stock lag die Praxis eines Augenarztes, mit dem Birgittas Firma gut zusammenarbeitete.

Dieser Augenarzt nun nutzte die Abwesenheit ihres Chefs aus, um Birgitta eine noch engere Zusammenarbeit anzubieten. Dr.Mertens erinnerte sich nur zu gut daran,wie sie zusammengesunken mit geröteten Augen vor seinem Schreibtisch gesessen und ihn kaum anzusehen gewagt hatte.

"Weißt du, Onkel Paul, er hat so was Schmieriges, wie er schon grinst, und dann sagte er, er könne sich eine sehr enge Mitarbeit vorstellen, und wenn ich ihm nicht entgegen käme, er sei schließlich mit meinem Chef im gleichen Segelverein, und dann kam er immer näher, und dann nahm er die Brille ab und streichelte meine Brust. Und dabei schaute er mich immer an und lächelte, es war gräßlich, wie eine Schlange, weißt du, er kam sich wohl unheimlich groß vor, und ich wußte nicht, was ich tun sollte, ich konnte ihn nur anschauen, und mir war ganz kalt, ja, und dann hat er mich geküßt."

Fast tonlos hatte sie die letzten Worte hervorgebracht. Sie weinte schon wieder. Dr. Mertens wollte aufspringen, sie in den Arm nehmen und.....aber er spürte genau, er durfte in diesem Moment auf keinen Fall Birgitta körperlich nahe kommen. So saß er nur da und ließ die Empörung über den Verführer langsam in eine kalte Wut münden. Ausgerechnet seine Birgitta!! Was dachte der Kerl sich denn, wollte er dieses Kind ins Unglück stürzen? Das durfte nicht sein! Er würde sofort etwas unternehmen. Nur was? Wie sollte er sie schützen vor diesem Erpresser?

„Und dann," Birgitta barg ihr verweintes Gesicht in den Händen, „dann hat er mit mir geschlafen!"

Es traf ihn wie ein Hieb. Unwillkürlich umfaßte Dr. Mertens seinen Unterleib. Dieses schmerzhafte Ziehen, dieses Bohren, wie weh das tat! Er starrte auf das Mädchen, auf die junge·Frau, die verkrümmt vor seinem Schreibtisch saß.

In diesem Augenblick erkannte Dr.Mertens, wie sehr er Birgitta liebte. Er erkannte sie als junge Frau, er bemerkte erstmals ihre Körperlichkeit, die vollen Brüste, die langen Beine, die schmalen gepflegten Hände, die das Antlitz verbargen, das er so gut kannte. Das er, wie ihm jetzt bewußt wurde, so sehr mit Küssen überschütten wollte. Er spürte nur zu deutlich sein Begehren als Mann an dieser Frau! Und dieser Augenarzt hatte sich all das genommen, was er begehrte!

Dieses Gemisch aus Wut, Haß, Eifersucht, Gier und Hilflosigkeit ließ ihn reglos dasitzen. Nach einigen Minuten erst war er in der Lage gewesen, Birgitta die Papiertaschentücher zu reichen und - wie er selbst es empfand - mit einigen wenig hilfreichen Worten so etwas wie Trost anzubieten. Er hatte sich ganz auf die Rolle des verständnisvollen Onkels, der empört ist, zurückgezogen.

Es war nicht bei diesem einen Mal geblieben. Der Augenarzt hatte Birgitta etwa ein halbes Jahr lang immer wieder zu sich bestellt, mal in der Mittagspause, mal nach Geschäftsschluß. Schließlich war der Druck so groß geworden, daß Birgitta gekündigt hatte. Ihr Chef wollte sie jedoch nur ungern verlieren und bot ihr daher eine Stelle in einer seiner Filialen an in einer anderen Stadt. Dort hatte sie dann auch ihren Ralf kennengelernt, mit dem sie jetzt vor dem Standesbeamten saß, um ihr Jawort zu geben.

Dr.Mertens hatte sich verschiedene Bestrafungsmöglichkeiten für den Augenarzt überlegt. Ja, es war ihm geradezu zur lieben Gewohnheit geworden, nach Ende der Sprechstunde Planungen auszutüfteln ,wie er es diesem Verführer heimzahlen konnte. Eine Anzeige bei der Ärztekammer oder Staatsanwaltschaft hatte er verworfen, denn dann hätte ja „seine" Birgitta dort aussagen müssen, und das wollte er ihr nicht zumuten. Auch ein Einbruch in die Augenarztpraxis mit Zerstörung all der teuren Instrumente oder dem Verbrennen der Patientenkartei war nicht sinnvoll, denn der Augenarzt war bestimmt gut versichert. Obwohl die Vorstellung, mit einer großen Axt auf die blinkenden Geräte einzuschlagen, ihm enorme Befriedigung verschaffte, jedenfalls in der Phantasie. Es war ein paar Monate später, als endlich die langersehnte Gelegenheit der Rache kam.

Der Augenarzt hatte Dr.Mertens angerufen.·Er wolle zu einem Kongreß nach Hongkong fliegen und das gleich mit einem Urlaub verbinden, ob nicht Dr.Mertens die notwendigen Impfungen machen und die erforderlichen Seren besorgen könne, er habe von Kollegen gehört, daß Dr.Mertens sich gut mit diesen Dingen auskenne. Sie vereinbarten einen Termin nach der Sprechstunde,in der nächsten Woche. Das Telefonat hatte Dr.Mertens noch ganz sachlich führen können, aber danach war er von unterschiedlichen Gefühlen fast zerrissen worden. Zunächst war es wie ein Triumph, wie ein Sieg, daß der Feind sich jetzt unwissend in seine Hand begeben würde. Rachsucht loderte auf, in seiner Phantasie zerstückelte er den verhaßten Augenarzt mit dem Skalpell und sah schon Blut auf das gemusterte Linoleum triefen. Dann die bedenklichen Stimmen, die zur Vorsicht mahnten, zur List, er solle den andern austricksen, der wisse ja von nichts, der weiß doch nicht, daß ich es weiß, also behutsam, ganz vorsichtig, nichts überstürzen. sonst gehst Du ins Gefänginis, und was wird dann aus Birgitta?

Vielleicht eine falsche Dosis, oder ein falsches Serum? Die Gedanken purzelten hin und her, bald schalt sich Dr.Mertens einen Feigling, bald träumte er vom perfekten Mord, dann wieder blätterte er in seinem Pharmakologie-Lehrbuch, um eine medikamentöse Form der Kastration zu finden, er sollte nach dem alten Gesetz Auge um Auge, Zahn um Zahn, Glied um Glied bestraft werden, wie in der Sharia, wo dem Dieb die stehlende Hand abgehackt wird. Jeder sollte es sehen können, was das für Einer ist, dachte er.·Er hatte noch keine sichere Methode der Bestrafung gefunden, als der Termin für die erste Impfung gekommen war.

Es erstaunte Dr.Mertens doch ein wenig, wie leicht es ihm gelang, eine professionelle Sachlichkeit und Höflichkeit darzustellen, als er mit seinem Feind umgehen mußte.

Er fand ihn arrogant, eingebildet, schleimig, obwohl er sich eingestehen mußte, daß ein gewisser Charme vorhanden war. Aber die Augen hinter der Designerbrille waren kalt und lächelten nicht mit, wenn sich der schmale Mund über dem Kinnbart zu einem - wie Dr.Mertens fand - diabolischen Grinsen verzog. Als der Augenarzt beiläufig um eine Blutuntersuchung bat, - „Man sollte doch einmal im Jahr alles durchchecken lassen, schon wegen der Leberwerte...“- sah Dr. Mertens plötzlich seine Möglichkeit der Rache vor sich. Es war ja so einfach. Er bestellte den Augenarzt am nächsten Morgen um halb acht ein: „Und bitte nüchtern, damit wir auch die richtigen Werte vom Labor bekommen können. Und heute abend keinen Rotwein, wenn es geht!“

Als der Augenarzt gegangen war, rief er seinen Patienten Udo Wulff an und verabredete einen Termin.

Am nächsten Morgen um sieben machte er dann den Hausbesuch bei ihm. Sein Zustand war unverändert ernst, durch die fehlenden Abwehrkräfte hatten die Infektionen den Körper ausgezehrt, Herr Wulff war seit längerem bettlägerig. Zum Glück betreute ihn sein Lebensgefährte sehr fürsorglich und liebevoll. Dr. Mertens zog die Latexhandschuhe an und entnahm eine Blutprobe. -“Wieder mal eine zur Kontrolle“-, verschrieb noch ein Aufbaupräparat und ein mildes Schlafmittel und fuhr zurück in seine Praxis.

Der Augenarzt kam pünktlich. Er legte sich auf die Liege, seine Venen waren leicht unter der gebräunten Haut zu finden. Und während der Ophtalmologe, den Kopf zur Seite gewandt, über seine Urlaubspläne plauderte, nahm Dr.Mertens ihm Blut ab und spritzte dann unbemerkt etwa zwei Milliliter vom HIV-verseuchten Blut des Udo Wulff in die Ader des verhaßten Feindes.

Mit einem Pflaster versehen, verließ der Augenarzt freundlich grüßend die Praxis.

Alle erhoben sich von ihren Plätzen. Die Zeremonie war vorüber. Birgitta Schilling war jetzt Frau Westphal, alle gratulierten dem jungen Paar. Auch Dr. Mertens schloß die Braut in die Arme und genoß den erlaubten Körperkontakt mit dem obligaten Kuß.

Sein wichtigstes Hochzeitsgeschenk lag auf dem Schreibtisch in der Praxis, es war heute morgen gekommen. Eine erneute

Blutuntersuchung bei dem Augenarzt -"nur zur Kontrolle."- zeigte nun nach drei Monaten HIV positiv.

Dieter Markert

Herbstabend

Lichter sterben leise Tode

B1ätter ahnen Sturmgebraus.
Wehmut kommt als kalter Bote
Schatten schleichen schon ums Haus.
Mücken tanzen Endlosreigen
Laub so modrig
Grillen geigen
Faulig naht der Abgesang.

Flehend rufe ich die Götter an
Um Aufschub bitt ich
Und um Gnade
Für weitre wärmre Tage.
Doch - hitzig Herz -
Nur kühlere Nächte
Gewähren sie Dir
Lethe trink ich
Und laß den Schmerz!

Georg Ernst Jacoby

Körperliche Untersuchungen

Ausgetreten angetreten,
freigemacht.
Stillgestanden, Luft anhalten,
Maul auf, Augen zu, Arsch auf,
Tritt in den Hintern und abgetreten.
- der Nächste bitte.
- wer wagt denn da zu widersprechen ?

Weißer Leib und
weißgerippte Wäsche.
Spuren von gelbem Urin,
rote Streifen vom Gummiband,
ein Ei aus der Hose geklemmt.
Zu Buttersäure zersetzter Schweiß,
Hängebauch und Griebenschmalz;
Schulterschiefstand, Vollprothese,
Hornbrille, Hohlkreuz und
Dupuytren in der dumpfen Faust,
Furunkel im hornigen Nacken.
- Wer hat dich, armer Mensch, so zerstört ?

Verschlossenes Gesicht, gesenkter Blick,
Chloasma unter verhärmter Blässe;
die Arme vorm Busen verschränkt,
violette Hände und Füße.
Mit erythema fugax wie
mit wilden Rosen begossen;
Gänsehaut beim Palpieren.
- Wer hat dich so, schöne Jungfrau, betrübt ?

Peter Christian Potthoff

Keimfrei sprachlos

Alle Welt
Redet davon,-

Und hat nicht begriffen
Wie schlimm

Lungenkrebs
Herzinfarkt
Schlaganfall

Sein können,
Sind.-

Alles **I**st **D**as **S**o,
Und nicht anders:

Ein großes Mißverständnis
Der modernen Medizin,

Und dieser Welt.-

Hildegard Schreck-Köllner

Bezeichnend

bezeichnend?
bezeichnet,
gezeichnet!
zuerst mit Farbe.
später vom Tod

Alfred Schöll

Die Melodie so vieler Jahre -
war sie auch recht verschieden oft -
hat ein Konzert für mich gebildet,
das mich erfreuet immer noch!

Die Krankheitspausen waren immer
ein wichtiger Rhythmuspart davon,
die Melodie gewann von ihnen
die Kraft, den Schmelz, den rechten Ton.

Hans Joachim Behnen

Altenberg

Die Theologen mögen uns belehren,
Gott, dich im Hohen Dom hier zu verehren.
Vereint sind sogar beide Konfessionen,
die friedvoll wechselnd dieses Haus bewohnen.
Moderne Menschen jedoch wollen suchen
dich in den alten Bergen zwischen Buchen
und Tannen, Erlen, Birken, Eichen,
Um dir im Grünen Herz und Hand zu reichen.

Rochus Turmann

schicksal?

im zwange zur leistung
im denken an konkurrenz
in der perfektion
entmenscht sich der mensch

die eigenen augen
sehen nicht mehr
die eigenen ohren
hören nicht mehr
fühlen und mitfühlen
sind spendenaktionen

mensch
partikel der biochemie
durch medien
und computer
wird sein selbstwert
manipuliert

freiheit, verzicht,
bescheidenheit
und eigenes gefühl
sind ihm genommen

ein menschlicher mensch
darf er nicht sein
und er ist im leid,
das sich mit wohlstand umhängt.

Waldemar Hornbacher

Einleitung zum autogenen Training

Ruhe sanft auf weichen Matten,
strecke deine Glieder aus,
löse dich von deinem Schatten,
zieh' zurück dich in dein Haus.

Laß die Muskeln alle schlaff,
strömt dann Wärme in die Glieder,
ganz entspann dich auf der Matt'
spür die Wärme immer wieder.

Sammelst Kräfte für die Tage
die Entspannung nimmt dich ein,
wirst gesund dann - ohne Frage,
sinkst in Trance ganz allein.

Und die Atmung tief und frei,
Herz klopft ruhig, eins, zwei, drei,
Darmfunktion nicht mehr verkehrt:
täglich wird er prompt entleert.

Niere filtert Salz und Gift,
Blase nachts in Ruhe ist,
abends schlafe ich bald ein,
schlafe durch - so soll es sein.

Und die Harmonie ist groß,
alles funktioniert famos,
Appetit wird ganz normal,
Gewicht stimmt wieder, auf Lineal.

Und die Abwehr sammelt sich,
die Bakterien tun dir nichts,
Allergene schwinden fast,
Allergie dann nicht mehr hast.

So wird das Gemüt schon heiter,
voller Hoffnung geht's dann weiter,
Freude in dem Augenblick
und Gesundheit kehrt zurück.

In Gemeinschaft bist' geborgen,
Keine Feinde, ohne Sorgen,
fühlst dich wohl im Freundeskreis,
bist dann glücklich, wie du weißt.

Alfred Schöll

Schau in den Spiegel, alter Geck:
Der Lack der Jugend, der ist weg!
Mag mancher Schmeichelworte sagen,
nach Lieb' und Treu wird er nicht fragen!
Erkenne, daß der Zahn der Zeit
auch Dich läßt nimmer sein bereit
zu einer süßen Zweisamkeit!
Die Träne wisch Dir vom Gesicht,
wenn man Dir sagt: ich mag Dich nicht.
Es gibt so viele schöne Dinge,
drum schätz Dein Leben nicht geringe:
Auch ohne Liebe kannst Du lernen,
daß schön es sein kann unter Sternen!
Schau in den Spiegel noch einmal!
In Deine Augen, ohne Qual!

Wilhelm Pilgram

Notturno

Auf den Tasten des Klaviers
spielt das sanfte Abendlicht.
Höre, Liebste, mein Gedicht,
eh' du dich im Traum verlierst.

In den Noten blättert Wehmut
und versinkt in den Choral.
Greif den letzten Sonnenstrahl,
der im Dämmerlichte ruht.

Deine Hand löst eine Weise
aus dem Schrein des Instruments
und in meinen Sinnen brennt's,
wenn ich um dein Lächeln kreise.

Das Nocturne der schweren Nächte
schlingt sich fest um deine Hand,
da sie nicht die meine fand,
selbst nicht, wenn ich deiner dächte.

Hildegard Buhmann

Versuche Deinen Schmerz
zu lindern,
indem Du einem Anderen hilfst
seinen Schmerz zu tragen.

Hans Joachim Behnen

Kappeln

Wenn Schnee nicht taut, wenn Kälte klirrt,
wenn kein Tourist sich her verirrt,
herrscht Friede hier, wo sich die Schley
zum See gestreckt mit Strand und Kai.
Noch kaum verölt, schmeckt mancher Fisch
so köstlich, hoffen wir, bei Tisch
selbst denen, die im Sommer pausend
gern meiden Massen-Damp 2000
und fliehn vor enger Hochhauslast.
Dies Städtchen bietet besser Rast.
So bleib erhalten, altes Holz
und alter Stein und alter Stolz.

Karl Wandel

Das "Kinderzimmer"

Ein türkisches Ehepaar betritt das Sprechzimmer - der Ehemann begleitet ja, wenn irgend möglich, die Frau zum Arzt. Mangels Sprachkenntnissen zieht er sein Lexikon hervor und versucht mir klar zu machen, weshalb er mit seiner Frau, die anscheinend gravide ist, zu mir kommt. Hin und her - ich verstehe die Klagen der Frau nicht so recht. Schließlich entnimmt er seinem Lexikon das klärende Wort: "Suleika haben Schmerzen in "Kinderzimmer", und deutet auf den Bauch. Aha, sage ich, dann ist mir alles klar!

Hildegard Schreck-Köllner

Re-aktion

Ein Mensch, der neben mir saß, auf Fragen Antwort gab, so jung war - bleibt?
Vor einem Jahr OP, Chemotherapie.
Alles sei in Ordnung - sagten die Ärzte.
Jetzt ein Bruch des Oberarms - da müsse operiert werden, es sei Krebs.
Selbst eine Prothese des Schultergelenkes nähme sie in Kauf, wenn dann alles gut wäre
- sagt die Patientin.
Lungenmetastasen - las ich im Brief.
Außer bei den Entbindungen war sie nie in der Klinik, jetzt halfen weder Schmerz- noch Schlafmittel. Seit mehr als vier Wochen kann sie nicht mehr liegen, sitzt nur noch vornübergebeugt.
Es ist psychisch - sagt die Patientin.
Ich habe Angst - sagen ihre Augen.
Und ich schwieg, mußte schweigen, weil ich ahnte, an ihrem Geburtsdatum erkannte, daß ihr Geburtstag (an einem Sonntag in diesem Jahr) ausfällt.
Aber die Leber ist in Ordnung - betont sie.
In Gedanken flogen so viele Menschen vorbei, wie der, den ich gerade kürzlich erst in der Zeitung fand, umrandet schwarz, der immer so überlegen reagiert hatte,...
und andere, ... , junge, jüngere, ...
Und ich kann nur noch freundlich sein, lächeln, nicht einmal mehr reden.
Hilflos - bleibe ich da.

Jürgen Paul

Spät im Jahr

Ganz gold-durchwirkt sind alle Birken jetzt
und kupfern blinkt so manches schmale Blatt.
Ob das mit Winterschlaf zu schaffen hat?
Ein Farbenwirbel ist das bis zuletzt.

So soll das Leben auch zu Ende gehn.
Ganz langsam schleiche sich Ermattung ein.
So wie in Wintertagen erst der Wein
zum Reifen kommt, wenn wir es recht besehn.

Und wenn zu Reife Müdigkeit gesellt,
auch die Beschwernis wäre leicht zu tragen.
Nur störe sie mir gar nicht das Behagen,
bis dann der Schnee das letzte Blatt gefällt.

Waldemar Hornbacher

Trägheit

Sitzt der Mensch nur so herum,
werden ihm die knochen krumm.
Muskeln sind dann schwach und lahm,
wo bleibt da der starke Arm?
Leistung wird nicht mehr gezeigt,
Lebensfreude langsam weicht.
Bewegung nur auf Stuhl und Wagen
stört, belastet voll den Magen.
Die Gedanken werden schwer
Einfälle kommen nicht mehr.
Das Niveau sinkt langsam ab,
so geht es den Berg hinab

Udo Pötting

Asimov's Chronology of Science and Discovery.
(Extrakt)

Die AUSTRALOPITHECINEN haben vermutlich drei Millionen Jahre auf der Erde gelebt und sind erst eine Million Jahre v. Chr. ausgestorben. Im letzten Drittel ihres Daseins waren sie nicht mehr die einzigen Hominiden.-
Vor zwei Millionen Jahren entstand die Gattung Homo. Eine Zeitlang bewohnte der HOMO HABILIS gemeinsam mit den AUSTRALOPITHECINEN die ost-afrikanischen Savannen. Weil er größer und intelligenter war, setzte er sich durch und trug zum Aussterben der AUSTRALOPITECINEN bei.
Um 1 600 000 v. Chr. war der HOMO HABILIS verschwunden. Er hatte sich zu einer neuen Art, dem HOMO ERECTUS entwickelt, dessen Vertreter etwa so groß und schwer waren wie die heutigen Menschen. Sollte es noch Exemplare des HOMO HABILIS gegeben haben, nachdem sich die neue Art durchgesetzt hatte, so überlebten sie nicht lange.-
Um 200 000 v. Chr. waren die letzten Individuen des HOMO ERECTUS verschwunden. Einige hatten sich zu Hominiden entwickelt, deren Gehirne ebenso groß waren, wie unsere. Allerdings hatten sie ein flaches Schädeldach und ein stark vorspringendes Hinterhaupt. Sie waren kurz vor dieser Zeit erstmals aufgetreten und hatten wahrscheinlich zum Aussterben der älteren Art beigetragen. Erste Skelettreste solcher Hominiden wurden 1856 im Neandertal bei Düsseldorf entdeckt und nach dem Fundort NEANDERTALER MENSCH oder einfach NEANDERTALER genannt.
Irgendwann nach 50 000 v. Chr. lebte ein Verwandter des NEANDERTALERS. Selbst die männlichen Erwachsenen besaßen weniger starke Augenwülste, eine hohe Stirn, ein ausgeprägtes Kinn und kleinere Zähne. Es war exakt der Menschentyp, dem auch wir angehören: HOMO SAPIENS SAPIENS! Zwischen 50 000 v. Chr. und 30 000 v. Chr. lebten noch beide Unterarten. Danach starb der NEANDERTALER aus.
Einiges spricht dafür, daß die Jetztmenschen sie hingemetzelt haben. Jedenfalls lebten seit rund 30 000 Jahren nur noch Hominiden des modernen Typs. -

Helga Rauch

Auf der Pflegestation

Wenn ich diese Geschicke erblicke
und mich der Gegenwart entrücke,
präg' ich mir immer wieder ein:
Das Alter muß vorbereitet sein!

Säß' ich in einem Altersheim,
so ganz verlassen und allein -
wie würd' ich meinen Tag gestalten?
Wie würden meine Sinne walten?

Ich würde kramen
in meinen Schubladen,
die schwer beladen
in meinen Gedanken
längst darauf warten,
geordnet zu werden.

Ich würde meine Sinne lenken,
an viel Erlebtes würd' ich denken,
ich dächt' an manche schöne Reise
an anderer Menschen Lebensweise,
ich dächt' an Blumen, Land und Leute,
und könnt' vergessen dieses Heute.

Und wenn das Heute dann doch ist?
Dann bräucht' ich eben eine List:

Könnt' ich hören, würd' ich hören -
mit Bedacht.

Könnt' ich sehen, würd' ich sehen
mit Bedacht.

Könnt' ich reden
würd' ich reden!
Mit Bedacht.

Ich würd' mit den letzten Möglichkeiten
versuchen, mir den Tag zu bereiten.
Ich würd' mich nicht grämen,
nicht meines Alters schämen.-

Ich möchte weise
und leise
geh'n.

Alfred Schöll

Weißgrauer Nebel - die Sonne daraus blendet -
der Tag beginnt mit Schmerzen, so wie die Nacht geendet.
Hab Dank für die Liebe, die Gunst zu leben!
Ganz Mensch zu werden ist mein Streben.
Nicht nur Sonne und Wohlsein gehören dazu,
auch Unbill und Schmerz, so wie Freude und Ruh!
So lang schon weil' ich auf der Erde,
gib, daß ich's in Würde vollenden werde.

Rochus Turmann

Party 1995

Unzählige Flaschen - Qualm,
Fernsehen, schwarz-Weiß u.farbig - Krimi
Logorrhoe, Schweigen und ein Tisch
mit marmorner Platte auf goldenen Füßen

Gesichter gerötet - viel Gestik.
Kinder, Erziehungsfragen - Profit.
Hektik, Klagen und Sessel
mit samtnen Bezügen und Bordüren.

Leiber ,geschwitzt - Euphorie.
Autos, selbstverständlich Mercedes.
Status, Illusion, Arroganz
und Leuchter mit Kerzen aus Bienenwachs
nicht tropfend!

Charaktere integer - Aktivitäten,
Hunger, selbstverständlich in der Ferne
Vorhaben, große Gestik, Zinsen
und Teppiche mit Ornamenten,
geknüpft von Armen.

Isolierte Menschen - Einsamkeit.
Individuen, selbstverständlich wir -
Angst, Aggressionen und Villen
mit grünen Gärten und Depressionen.

Rolf Alex

("Fort"-) Entwicklung·

Hilflos wird ein Kind geboren--
Schreit und macht die Windeln nass!
Grosse Freude bei den Eltern-
"Wunscherfüllung" nennt man das!

Dann das Wachsen- die Entwicklung-
Alles läuft - man "leise" lenkt-
Man bringt Opfer- ja, das muss man-
Erdenglück wird nicht geschenkt!

Plötzlich sind sie dann erwachsen-
Denken selber - geh'n den Weg,
Den sie selbst für richtig halten -
Finden auch am Fluss den Steg!

Du stehst staunend vor Produkten,
Die Dir jetzt entgleiten -
Als sie Windeln machten nass-
Goldig war'n die Zeiten!

Waldemar Hornbacher

Der Nachtbesuch

Novembernacht, klar, kalt und rein
was wird da heute noch so sein?
Ein Anruf kommt, ein Mann ist krank
hat Herzbeschwerden und auch Angst.
Nur hat das so mal seinen Haken:
auf Schönblick (1450 m) kann man nachts nicht fahren.
Die Seilbahn steht, der Schneedoo fährt
an Talstation geht's auf dies' Gefährt.
Nach hinten hängt das Bein hinaus
der Motor knattert, er zischt los
der Koffer wackelt, dann geht's rauf,
nach rückwärts ist der Blick ganz groß.
Der Sternenhimmel, dunkel, klar
im Tal die Lichter, wunderbar
der Schlitten schaukelt nach rechts und links
am Hörnlepaß ein heller Streifen winkt
die Tannen dunkel, doch der Schnee hellt's auf
nach zehn Minuten sind wir vorm Haus.
Was fehlt ihm nur, ist da die Frage,
das Herz und Kreislauf nicht gestört.
Der Weg hinauf nach Fahrt am Tage
hat ihm die Kraft und Nerv betört.
Dann geht's hinab auf gleichem Schlitten,
die Eisenstange drückte sehr.
Da hat das Kreuz etwas gelitten,
so eine Fahrt,·was will'ste mehr?

Dieter Markert

Mittagsandacht

Ährenduft und laue Luft
Staub so trocken
Lerche fliegt
Mittagshitze unbesiegt
Gräser flüstern wispernd zart
Im Busen keimt ein Sehnen
Nie verspürter Art.

Heimweh bang die Seele treibet
Der Geist in brüderlicher Art
Sie höher hebt und
Scheinbar ewig schwebt
Das Paar
Für kurze Zeit
Unendlichkeit
Und sterblich doch -
wie sonderbar!

Erika Eichhorn

Hunger, sonst nichts

Ich habe Hunger
will irgendjemand
irgendetwas
dazu sagen
sag es nicht
gib mir
zu essen

Franz Marschang

Zwischen gestern und morgen

Herbst in Heidelberg.

Auch im Bergfriedhof mit seiner wohltuenden Ruhe. Das Blattgeflüster, das ein leichter Abendwind allenthalben auslöst, unterstreicht noch die Stille.

Ein Mischwald, dieser Bergfriedhof, durchwirkt mit Kastanien, Birken, Platanen, Linden, Flieder, Forsythien wie auch ungezählten anderen Wald- und Ziersträuchern. Darunter die Grabstätten.

Eine warme Herbstsonne schickt sich an, für heute Abschied zu nehmen, eilt hinab zum Horizont. Ihre Strahlen pfeilen zwischen Baumlaub und Sträucherbunt hindurch, treffen auf Nistkästen und Vogelfutterstellen, lassen schließlich all den Blumenschmuck der Gräber aufleuchten.

Noch trifft man auf eine Fülle Schnittblumen aus Gärten und Treibhäusern, andere sind eigens hergepflanzt; doch ist auch bereits manches Grab mit winterbeständigen Sträußen und Kränzen bestückt.

Wir durchwandern wortlos diesen blumenverbrämten, lichtdurchfluteten Wald. Schwarzdrosseln laufen über die Wege, Finken schlagen, Stieglitze pfeifen, eine Wildtaube gurrt, selbst noch so spät im Jahr.

Uns Umsiedler sprechen von den Grabsteinen her vertraute Namen an: Lutz, Pfeiffer, Bieber, Keller, Hirt, Scherer, Fischer, Ruppert und viele andere. Dieselben Namen stehen auch drüben, im Banat, in „unserem“ Friedhof auf den Kreuzen.

Da, das noch frische Grab eines Bekannten aus der alten Heimat! Sein Name paßt gut zu den umliegenden Einheimischen. Und weil auf Grabsteinen Geburtsorte nicht festgehalten werden, merkt niemand, woher er kommt.

So ist er hier an seiner letzten Ruhestätte durchaus unauffällig und vollkommen „integriert“.

Allerheiligen!

An solchen Tagen ziehen die Gedanken besonders nachhaltig zurück. So ganz allgemein, aber vor allem zu den Zurückgebliebenen: den lebenden und den toten.

Sobald die Sonne untergeht, wird heute, zu Allerheiligen, drüben der Friedhof in einem Kerzenlichtermeer aufleuchten.

Wir haben vor der Umsiedlung unser Grab in Stein gefaßt und mit einer Steinplatte zugelegt; so bedarf es keiner besonderen Pflege. Es gibt drüben schon viele Gräber, die wie unseres auf Dauer hergerichtet sind.

Ob sie wohl einmal so aussehen werden wie hier manche Bergfriedhof-Ruhestätte der jüdischen Gemeinde? Vergessen und verlassen?

Noch sind im Banat Landsleute, und sie stehen zu denen, die einst mit ihnen lebten: zu denen, die heute hier wandeln, wohin es auch sie unwiderstehlich zieht, aber auch zu jenen, die bereits in ihrem Gottesacker ruhen.

So, wie sie auch nicht das Soldatengrab inmitten ihres Friedhofes vergessen.

Im Spätsommer 1944 wurde im Ort drei Tage lang gekämpft. Die Gefallenen kamen danach im Ortsfriedhof in zwei Massengräber: in das eine die Russen, ins andere die Deutschen.
Bald hatte man anschließend die Sowjetkrieger exhumiert und in den Temeschburger Heldenfriedhof übergeführt. Dort bezeigen ihnen zu gegebenem Anlaß Partei, Staat und Armee die offiziellen Ehrungen.

Das Grab der unbekannten deutschen Soldaten blieb unangetastet, hingegen nicht ungepflegt. Und zu Allerheiligen verwandelt es sich allemal in eine wahre Lichterflut. Auf der gesamten Grabfläche brennen dann Kerzen dicht an dicht. Sie stehen in der Banater Schwarzerde so nahe beieinander, daß ihre in der Abendluft schwankenden Lichtzungen einander berühren, geradezu ineinanderfließen.

Wer wohl all die Kerzen steckt?

Nahezu jeder der vorbeigeht, ob Deutscher, Ungar, Serbe oder Rumäne.

Partei und Staat, die sonst Allgegenwärtigen, haben dieses Grab vergessen; nicht so die Bevölkerung! Und es mag wohl so sein, daß dann, wenn eines Tages kein Banater Schwabe mehr diesen Friedhof betritt, noch immer die Blumen auf dem Soldatengrab blühen, noch immer die Kerzenflammen den Gefallenen leuchten.

Für den einfachen Mann ist dieses Grab zum Symbol geworden.

Zum Symbol für Not und Tod, für das menschliche Leid schlechthin. Leid aber war und ist seit Kriegsende für die Leute da drüben wahrlich keine Mangelware. Wird es in absehbarer Zukunft auch nie sein.

Wir haben hier in Heidelberg, in Ermangelung eines eigenen Grabes, die Kerzen für unsere und alle Toten am Kriegerdenkmal gebrannt. Nun machen wir uns auf den Heimweg.

Gegenüber der Betonklotz des Helmholtz-Gymnasiums. Von oben, vom Hang des Bergfriedhofs betrachtet, mutet er an wie ein Bunker mit Sehschlitzen und Schießscharten.

Kein Wunder, falls Schüler da drinnen wenig Lust zum Lernen verspüren sollten. Die Wissenschaft sei eine Festung, die zu erobern es sich lohne. Im Helmholtz-Gymnasium sitzen die Schüler in einer Festung. Eben ist man dabei, die Innenwände künstlerisch anzugehen, um so eine zweckdienlichere Atmosphäre zu schaffen.

Auch unsere Kindcr bereiten sich da drüben fürs Leben vor.

Sie kamen von Anfang an recht gut mit, worüber mancher Lehrer nicht wenig staunte. Nun ja, für bodenständige Bürger gehen verschiedentlich die Begriffe Auslandsdeutsche und Ausländer recht nahtlos ineinander über.

Die Kinder sind nicht mit uns in den Friedhof gekommen. Sie haben hier noch keine Toten und die drübengebliebenen kannten sie zu wenig; sie waren bei der Umsiedlung noch sehr jung.

Das mag gut so sein, daß die Vergangenheit sie nicht beschwert. Sie sind kaum noch Banater; sie sind auch keine Badener oder Württemberger.

Aber immer, wenn von Baden-Württemberg gesprochen wird, schlagen ihre jungen Herzen schneller.

Renate Myketiuk

Ein Kind fragt

Wo gehst du hin, du Vater mein:
Es fragt das Kind mit trüben Augen.
So schweige Sohn, du bist noch klein,
für dies Geschäft magst du nicht taugen.

Der Vater sprach's, umarmt das Kind
und geht und schließt die Tür von außen.
Der Junge steht, ihm wird fast blind
und über'n Rücken läuft das Grausen:

Der Vater, wird er jetzt Soldat
und kommt, wenn jener Krieg beendet?
Wird ernten er 'ne böse Saat?
Wohin, hast Vater, dich gewendet?

Und wieder fragt der Sohn, wohin?
Wohin, ach, Vater, willst du gehen?
Ich suche einen Neubeginn ...
Der Vater sagt's und muß wegsehen.

Ich liebe deine Mutter sehr,
doch finden wir nicht mehr zusammen;
es gibt mir eine and're mehr,
sie hat mein Herz gebracht in Flammen.

Der Junge steht, ihm ist es kalt.
Warum könnt ihr nicht Frieden üben?
Er sieht den tiefen schwarzen Spalt:
Wohin mit mir, nach hier, nach drüben?

Helga Rauch

Viele Fragen hab ich ans Leben.
Ich konnte mir niemals Antwort drauf geben.
Dreißig Jahre lang war ich bedrückt.
Ich litt an mangelnder Kompetenz, litt an Pein,
sagte oft zu den Wünschen Nein,
fügte mich voller Komplexe.
Stolz, daß ich als Hausfrau gut,
faßte ich immer neuen Mut
und genoß das Dasein der Mutter.
Fürsorge, Hingebung, Arbeit, Ergebung
aus Überzeugung
gaben mir Kraft.
Sicher gab es Freude und Lust,
ich stillte vier Kinder an meiner Brust -
sie gaben mir Sinn und Freude.
Ich schöpfte daraus immer neu,
und nie und nimmer ich bereu,
dieses Leben erlebt zu haben.
Doch Kinder wachsen heran.
Schon dadurch spürt man,
daß Nachwuchs alleine nicht genügt.
Kinder sind nicht der völlige Sinn.
Sie gehen auf eigenen Wegen dahin.
Das muß man beizeiten erkennen.
Den Sinn zu finden tat ich mich schwer,
zeitweise empfand ich's ringsum leer.
Ich tastete nach Interessen.
Das war der Zeitpunkt, aufzuwachen,
etwas zu tun, mich aufzuraffen.
Es fiel mir schwer.
Im Beruf hieß es, Anschluß zu finden,
ohne mich vom Haushalt zu entbinden.
Beides forderte Kraft.
Zum Ziel setzte ich mir Durchhaltekraft
und nur damit habe ich's geschafft,

mit allen Konsequenzen.
Beruflich setzte ich mich ein.
Zu Hause wollte ich ebenso sein.
Meine Gesundheit gab mir Freude und Kraft.
Heute bestaune ich, was ich geschafft.
Wie war das nur möglich.
Mein Horizont lag nunmehr weiter,
das Leben schien mir dadurch heiter
und verlockend interessant.
Entdeckte andre Sitten, neues Wissen,
mühte mich nun sehr beflissen,
etwas zu erhaschen.
Aus der Vielfalt traf ich meine Richtung,
mal in Muße, mal in Schwung
laß ich mich treiben.

Olaf Randerath

Lichtspiel

Schatten liegen
auf Gesichtern
über Tälern
unter Linden
geworfen
von Ereignissen
aus der
Vergangenheit.

Udo Pötting

Ballade

Schief steht der Turm
gen Westen hin,
tief gräbt ein Wurm
im Boden hin.

Heute, ach heute
wird es sein,
Leute, ach Leute,
am alten Rhein!

Der Wurm wird mit Freunden
sein Ziel erreichen
und unter den Deichen
den Boden aufweichen.

Selbst Militär hat dann
den Kampf verloren,
dann rinnt es einher
aus allen Poren,

Die Würmer werden
herausgespült,
wenn wildes Wasser
den Boden zerwühlt,

Glocken werden
in Fluten ertrinken,
Lichter werden
erschrocken versinken,

dann sehen Fische
Kühe im Boot,
an manchem Tische
herrscht blanke Not,

Alles kehrt wieder,
was einmal war:
der Strom sprengt sein Mieder,
bringt Tod und Gefahr.

Wilhelm Pilgram

Dem Scheidenden

Du schläfst! Und schläfst hinüber in die Nacht.
Dies meinen jene, die den Sinn verneinen,
den uns der Vater gab mit einem Leben,
das zwar beginnt, doch nie zu Ende geht.

Wenn auch dein Herz, dein Auge nicht mehr lacht,
wo Lethargie und Schwermut sich vereinen,
weiß ich den Geist, der dir einst eingegeben,
wehmütig scheiden, da die Zeit verweht.

Sieh nicht zurück und laß den Tag ganz sacht
sich wandeln, untergehn mit all dem Kleinen.
Suche tief innen nach der Seele Streben.
Sei Fackel du, wo neues Licht entsteht!

Hildegard Nagel

Weidemann

Draußen vor der Stadt liegt ein großer Platz, der fast immer leer ist. Zweimal im Jahr, im Frühling und im Herbst, schlagen für ein paar Tage Schausteller ihre Zelte und Buden dort auf, und es gibt ein Karussell und eine Luftschaukel. Alle paar Jahre baut ein Zirkus sein großes Zelt dort auf, und dann wandert die halbe Stadt hinaus und bevölkert den Platz. Aber die meiste Zeit des Jahres ist er doch leer, im Sommer voller Staub und Steine, im Winter voller Pfützen und Schlamm, der in der Kälte zu harten Krusten gefriert.

Nur am äußersten Rande des Platzes, dicht neben - und voreinander, stehen immer ein paar Wohnwagen, auch wenn kein Zirkus, kein Schützen-, Frühlings- oder Oktoberfest ist, und darin wohnt das fahrende Volk, das selbst zum Fahren zu arm ist, das kein Karussell und keine Schießbude besitzt, keinen Trecker und kein Pferd, und das für eine Weile seßhaft geworden ist, um der paar Groschen Arbeitslosenfürsorge willen, die es vorm Verhungern schützt.

Es war um die Osterzeit und mitten in der Nacht, als ich das erstemal auf den Platz hinaus gerufen wurde. Irgend jemand, der mich mit einer Laterne erwartet hatte, schob mich in einen der Wagen hinein, der so hoch stand, daß ich einen Riesenschritt machen mußte. Durch die Tür konnte nur ein Kind ungebückt hindurch, und in die Betten - zwei übereinanderliegende Verschläge, die die Breite des Wagens einnahmen - paßte nur ein Kind ausgestreckt hinein. Es war auch ein Kind, der 6-jährige Weidemann, der sich hoch fiebernd und nur mit einem kurzen Hemdchen bekleidet in dem oberen der beiden Verschläge unruhig und hustend herumwälzte. Er hatte kohlschwarze Augen und einen dunklen Lockenkopf, obwohl seine Mutter blond und helläugig war und auch sein Vater - wie ich später erfuhr - aus einer "einheimischen" Familie stammte. Aber der hatte wohl irgendwie Zigeunerblut in sich, brünett wie er aussah und ruhelos wie er war.

Weidemann hatte eine böse Lungenentzündung, und ich mußte ihn oft besuchen. Erst verkroch er sich jedesmal, später lächelte er, wenn ich kam. Er tat alles, was ich sagte, aber er sprach nie ein Wort. Als er ohne Fieber war, fragte seine Mutter, ob er hinaus dürfe. "Er darf mal aus dem Bett," sagte ich. "Dann muß er auch hinaus," sagte seine Mutter, "denn wo soll er hier bleiben?" Ja, wo? Außer den übereinandergelegten Bettkästen gab es nur noch einen kleinen Herd, eine winzige Kommode mit zwei Hokkern rechts und links, einen schmalen Holzkasten, der wohl eine Art Schrank vorstellte, und - natürlich - ein Tischchen mit einem Radioapparat.

"Mein Mann kommt auch fast nur zum Essen und Schlafen herein, sonst ist er meistens unterwegs," sagte die Frau und setzte sich auf einen der Hocker, um mich vorbei zu lassen. Weidemann blickte erwartungsvoll auf mich, wie ich nun wohl entscheiden würde: "Bett" - das war soviel wie Gefängnis, oder "hinaus" - das hieß also endlich Freiheit. Ich sah in seine schwarzen Augen und wußte, daß er auf alle Fälle sein Gefängnis verließe, und so sagte ich denn "hinaus". "Er muß ja auch seinen Schulweg lernen," sagte die Frau, "gleich nach Ostern muß er zur Schule, und es ist weit von hier draußen."

"Hast du denn schon eine Tafel?" fragte ich Weidemann, aber er antwortete heute so wenig wie sonst. Nur seine Mutter sagte: "Die kriegt er noch."

Als ich die Wagentüre öffnete, um hinaus zu gehen, hüpften mir drei Hühnchen, die hinein wollten, zwischen die Beine. Weidemanns Vater stand draußen und fing mich auf, als ich von der Deichsel hinuntersprang. Seine Haare klebten feucht an der Stirn, weil es regnete, aber er hatte nicht hineingekonnt, solange ich drin war. "Dieser ewige Regen hier," sagte er mißmutig, "anderswo scheint jetzt die Sonne."

Dem scheint die Sonne immer nur "anderswo", dachte ich, während ich ging. Wenn der jetzt ein Pferd hätte, brauchte Weidemann hier wohl keinen Schulweg zu lernen.

Er brauchte es tatsächlich nicht. Als ich kurz nach Ostern wieder auf den Platz gerufen wurde und bei dieser Gelegenheit den Kleinen besuchen wollte, war er mit seinen Eltern davon gezogen. "Haben sie denn ein Pferd bekommen?" fragte ich die Frau aus dem Nachbarwagen.

"Nein, aber sie haben ihren Wagen verkauft und sind mit einer anderen Familie mit. Die haben drei Kinder und einen größeren Wagen und zwei Pferde und ein Karussell!"

"Mein Gott, zwei Familien in einem Wohnwagen? Dann sind sie ja nie allein und haben es noch enger!"

"Ja, drin ist es wohl eng, aber das Land ist weit, und Straßen gibt's immer wieder neue. Jetzt ist es ja auch Sommer."

"Und wenn es wieder Winter wird?"

"Vielleicht haben sie bis dahin gut verdient und kaufen sich wieder was Eignes. Es dauert ja auch noch lange, bis es wieder kalt und dunkel wird. Für unsereinen lohnt es nicht, so weit vorauszudenken."

Eine Handvoll Kinder stand um uns herum und starrte uns an, während wir sprachen. Sie hatten alle irgendwie Ähnlichkeit mit Weidemann, dunkel und halbnackt wie sie waren, dreckig und hübsch, dreist und schüchtern zugleich. Wer von ihnen würde wohl jemals einen Schulweg haben und eine Schiefertafel besitzen - oder sogar ein richtiges Buch?

Hildegard Schreck-Köllner

Stufen

versteinert,
wie aus Stein,
von innen nach außen wirkend,
sich selbst unbewußt, nur erahnt,
daß anders so vieles, man selbst,
erst, wenn es zur Oberfläche dringt,
formbar, formulierbar wird,
dann beginnt eine neue Stufe
der Verarbeitung, des Bewußtseins
vorbei
die Zeit, die vergangen,
unwiderruflich, unwiederbringbar, unwiederholbar.

Rochus Turmann

Schicksal

Es verursacht mir körperlichen Schmerz,
Wenn Du gehst, wohin es Dich treibt,
Ohne mich!

Meine Gedanken wandern ohne Ziel,
Wenn Du durch die Nacht fährst,
Ohne mich !

Ich aber muß mich finden,
Wenn ich den Weg gehe.
Den Du mir zuweist,
Ohne Dich!

Von der Quelle des Leids
Bis zur Mündung des Glücks
Werde ich von nun an allein geh'n.
Ich winke Dir zu als einer Fremden,
Der ich begegnete auf einsamen Pfad.

Alfred Schöll

Aufgebahrt

Achtundfünfzig Tage und Nächte
apparatebestückter Lebenskampf
Ringen nach Luft

und nun
Stille.--

Nein, kein Triumph, --
aber:

Abgefallen
alles Zeitliche .....

Wie eine Braut
gehst Du
ins
Feuer ..

Rolf Alex

„Schläuche“

Nun! - es ändern sich die Bräuche
„In“ sind heute viele Schläuche
Beim Patienten aus dem Bauch -
Aus der Nase komm'se auch!
Füll'n die Venen mit den Dingen,
Die die Heilung sollen bringen.
Wenn der Darm nicht funktioniert
Wird der Abgas - Schlauch montiert.
Auch die Blase wird entleert,
Was die Schläuchezahl vermehrt.
Und was abfließt, wird gesammelt -
Überall ein Beutel bammelt.
Oder eine Flasche saugt,
Was nicht für den Körper taugt.
Aufstehn wird dadurch zur Plage!
Mit Geduld das Opfer trage
All den Wirrwarr durch das Zimmer!
Bleibt der Trost: es wird nicht schlimmer,
Denn besetzt ist jedes Loch
Und am Ende: lebst Du noch!

Olaf Randerath

Lebensabend

Bei Nacht besehen schien alles idyllisch. Die Silhouetten der Häuser des kleinen Dorfes hoben sich vertraut vom weit entfernt liegenden Horizont ab. Auch jetzt herrschte hier tiefe Ruhe. Anders als im wenige Kilometer entfernt liegenden neuen Magdeburg. Dort hatten bereits die ersten Touristenschwärme derart bedeutende Dinge wie den Erfinder der Luftpumpe entdeckt, und auf dem Alten Markt blickte Otto der Große stumm auf das ungewohnt bunte Treiben. Die grauen Plattenbauriesen ringsum schienen sogar weniger trist als zukunftsweisend.

Wieder ein Anfang.

Nach dem Krieg war es schon einmal so gewesen. Auch damals hatte sich niemand mehr ausgekannt und es war für alle schwer gewesen, sich zurechtzufinden. Fast alles war zerstört, sogar die Vergangenheit. Aber nicht die Zukunft.

Vertrautes wurde wiedergefunden und, wo es nicht mehr zu finden war, neu geschaffen. Inoffiziell. Das Offizielle nahm man hin und fügte es so harmonisch wie möglich in den Alltag ein. Blieb, wo man immer gelebt hatte und wohin man nach dem Krieg zurückgekehrt war. Nicht im Luxus, aber zufrieden.

Asphaltierte Straßen brauchte man nicht im Dorf. Und das Klo auf dem Hof erfüllte auch seinen Zweck und warf sogar noch etwas Dünger für den Salat ab.

Klar, wenn dem Besuch aus dem Westen der Auspuff des neuen Wagens auf der Behelfsstraße zerschepperte oder die Gastfreundschaft nicht ausreichend mit Hilfe des mäßig ausgestatteten HO-Lädchens bewältigt werden konnte, duckte man sich schon ein wenig vor den Umständen. Aber das kam höchstens einmal im Jahr vor.

Fast fünfundvierzig Jahre hatten die Häuser dieselben Silhouetten behalten. Auch jetzt, trotz des neuen Anstrichs.

Aber nur bei Nacht.

Wilhelm Arndt schloß die Augen. Wie begeistert war er gewesen, als nach und nach klar wurde, daß das alles kein Traum war! Auch für ihn ein Stückchen Wohlstand durch die neue Einheit.

Fünfundsiebzig Jahre alt mußte er werden, um das zu erleben. Die ersten Jahre hatte er atemlos wie in einem Freudenrausch erlebt. Überall Jubel, Freundschaft, Verständnis; Anbruch eines neuen Zeitalters. Alles, wovon er in den letzten Jahren geträumt hatte, schien jetzt auch für ihn möglich zu sein. Für große Reisen fühlte er sich zu alt, aber die letzten Jahre würden nun nicht nur sicher, sondern auch mit etwas Wohlstand vorübergehen.

Viel Neues gab es auf einmal. Plötzlich war alles greifbar, noch bevor man es sich gewünscht hatte. Unbegrenzt kam immer mehr und war irgendwann zuviel.

Was bisher „einfach so" funktioniert hatte, wollte nun verwaltet werden. Anträge stellten sich zwischen ihn und seine Zukunftsperspektiven. Sie rückten in weite Ferne, denn bisher war sein Vertrauen in Formulare nicht eben groß gewesen. Und für jeden Teil seines Lebens existierte jetzt ein neuer Antrag.

Hatte er bisher unbekümmert gelebt, so mußte er sich nun selber kümmern in Strukturen, die riesenhaft und und fremd schienen.

Alles hatte sich verändert. Vom Klebstoff bis zur Speisewürze war nichts mehr das Alte. Alles war in Bewegung.

Zu hektisch für einen ruhigen Lebensabend.

Wilhelm Arndt hatte keinen Entschluß fassen müssen. Es war einfach so gekommen.

Er wußte nicht, wie lange er dagesessen und seinen Gedanken nachgehangen hatte. Ringsum brannten nur noch vereinzelt Lichter. Müde erhob er sich, ging hinüber zum alten Geräteschuppen und mischte beim schwachen Schein der Petroleumlampe ein wenig vom neuen Unkrautvertilgungsmittel unter seinen Aufgesetzten.

Für ihn war der Tag vorüber.

Karl Wandel

Ein seltener "Fall"

An einem Frühlingsabend - ich saß gerade im Lehnstuhl im Garten - klopfte es zaghaft an die Haustür. Als ich öffnete, erkannte ich meinen Nachbarn - einen Kleinbauern, der etwas schüchtern und stotternd sagte: "Entschuldigen Sie bitte vielmals - ich hab' einen Kummer." - "Nur raus damit," sagte ich, "wir sind ja gute Nachbarn."

"Ach, wissen Sie, Herr Doktor, ich genier' mich fast, zu Ihnen zu kommen - aber der Tierarzt ist im Urlaub - und denken Sie, meine hübsche, kleine Jolanthe hat sich an einer scharfen Kante den Bauch aufgeschlitzt. Wir haben's mit Handtüchern versucht - aber sie blutet wie ein Schwein."

Aha, jetzt fiel bei mir der Groschen: Jolanthe war sein gehegtes und gepflegtes Ferkelchen, war verunglückt. "Wär's Ihnen möglich, mal zu uns rüberzuschauen? Ich weiß, es ist eine Unverfrorenheit von mir, aber das Tierchen tut mir so leid - und wie gesagt, der Tierarzt ist verreist."

Tja, um der guten Nachbarschaft willen wollte ich den Mann nicht unverrichteter Dinge wegschicken. Ich nahm vorsorglich mein kleines chirurgisches Besteck zur Hand und folgte dem Nachbarn.

Ach, da lag Jolanthe in der Futterküche auf einem weißen Handtuch, und Blut lief an dem weißen Bauch herunter. Eine etwa 15 cm lange Schnittwunde etwa in Bauchmitte war zu sehen-etwas klaffend. Das Tier tat mir leid. "Machen wir zu," waren meine Worte. "Legt sie auf ein frisches Laken und haltet sie an Kopf und Beinchen fest, das werden wir bald haben" - natürlich ohne Betäubung!

Mir fiel dabei meine erste Wundnaht ein, die bei mir von einem Landarzt vorgenommen wurde - auch ohne Betäubung: "Das machen wir schnell - du bist ja ein tapferer junger Mann - das hälst du ohne Betäubung aus!" Ja, es ging - aber vergessen habe ich diese Naht bis heute nicht.

Nun zurück zu Jolanthe: ein jämmerliches Quieken während der Desinfektion und Situationsnähte - Verband, und dann stand Jolanthe wieder auf den Beinchen.

„Aber bitte, erzählt die Sache niemandem - ich möchte nicht, daß dieser Fall im Dorf publik wird,“ sagte ich meinen Nachbarn, die mich dankbar verabschiedeten.

Die Nähte hat Frau Nachbarin mittels Haushaltsschere selbst entfernt -und Jolanthe wuchs zu einer stattlichen Muttersau heran. Freudestrahlend zeigte mir meine Nachbarin nach Jahresfrist zwei niedliche neugeborene Ferkelchen. "Die sind von Jolanthe. Und das hier ist für Sie, Herr Doktor," - wobei sie einen prachtvollen Räucherschinken aus ihrem Korbe hervorholte.

Philipp Harry Arbiter

schizophrenie

er schien zu träumen
und war doch wach
oder war es nur ein teil des selbst

er fühlte
wie sein kopf sich wandelte
entstellt in einen vogelschädel
die haare wurden federn
zwei am hinterkopf ganz lang
wie bänder einer matrosenmütze

die luft roch schärfer
ein blauer nebel umhüllte seine füße
und stimmen raunten flieg
die stimme seiner freundin
sagend ich hab angst
schnitt tief in seine haut
so daß er lachen mußte

so sehnte er sich nach der sonne
um ikarus zu sein

Brigitte Haléwitsch

Emilio

Heute bin ich einem Kunstwerk begegnet. Ich saß in der Sauna . Unter den Menschen, die dort zusammen mit mir schwitzten, saß er.

Er war ein alt-junger Mann und sehr groß. Er schwitzte anders als die anderen. Das seine war ein Schwitzen am Leben , er schien es zu feiern wie das Beten in einer indianischen Schwitzhütte. Sein Schwitzen war ein schweigender Gesang, eine stummme Hymne an das Leben. Er war das Schwitzen selbst.Er ging sich waschen, und ich sah ihn. Er wusch sich in jeder Falte seines riesigen Leibes und wurde zum Waschen selbst. Dann wusch er sich den weißen Kopf so wild und ausführlich, daß er das Sich-selbst- den Kopf- waschen war. Ich sah ihn als das Sich-Waschen. Alle seine Bewegungen sprachen zu mir. Ich stand still vor dem Schauspiel seiner Körperrede und hörte ihr schauend zu. Er war ein Lehrer in Kunst , der mir Unterricht schenkte.

Dann bedeckte ich meine Blöße mit dem Handtuch. Ob ich ihn zeichnen dürfe, er mir Modell stehen wolle. Er riß den Mund auf und war das Staunen selbst. Dann sprach er und war das Sprechen selbst mit seinem Händen. „Warum ich“, fragte er. „Ich bin doch bloß einfach, wie ich bin, sonst nichts?“ - „Das ist es eben“, sagte ich ihm. Daß er nichts anderes sein will, nur das, was er ist, sprach sein gigantischer Leib zu mir. „Aber ich mache alles sehr intensiv, was ich tue“. „Das ist es halt auch,“ gab ich ihm wieder. „Ich bin Emilio“.

Der alternde Riese war auch das Altern selbst. Seine Stirn war niedrig. In der Schwere, sie zu runzeln, griff Geist in den gewaltigen alterslosen Leib und redete, indem er ihn formte. Andächtig stand ich vor dem Neandertaler. Emilio wusch sich weiter und lachte. Er lachte als das Lachen selbst.

Susanne Hilken

Der Hebräer

Sein Blick besaß Macht und Schärfe. Er war ein Rasputin. Die Wimpern und Augenbrauen waren mit schwarzem Strich gezeichnet. Ihm haftete etwas Fremdartiges an. An den Fingern klebte gelber Zigarettenrauch. Der Pullover war bekleckert. Unordentlich hing das Hemd aus der Hose heraus. Der Gürtel hielt sie nicht zusammen. Andere Menschen griff er an, etwa wenn sie seinen Kaffee aus kaltem Leitungswasser und Pulver austranken. Oder wenn jemand ihn im Gebet gestört hatte. Aber er fand auch gute Worte für diejenigen, die wie er aussätzig waren. Sein Gerechtigkeitssinn war scharf geprägt. Unrecht empfand er wie Schläge. Bisweilen warf er sich in die Knie und rief in flehendem Ton, wobei er die Hände rang: „Ich habe doch nichts getan".

Von seinem Vater, einem Hebräer, berichtete er, daß er am Bau des Mittellandkanals beteiligt gewesen war. Später sei er nach Palästina ausgewandert. Die Mutter heiratete einen andern; und sein Stiefvater war ein Teufel. Schläge und Befehle. Kein liebendes Wort. Er ertrug alles. Nach der Schule wurde er Hilfsarbeiter. Er heiratete. Im nachhinein kann niemand sagen, wann er anders wurde. Zunächst begann es damit, daß er mehr als üblich trank. Frau und Kinder entfremdeten sich ihm. Seine Ehe wurde geschieden. Er nahm bei der Großmutter Quartier. Bisweilen beklagte er sich heftig, daß es in der Wohnung nach Leichen rieche - und öffnete das Fenster. Aber der üble Geruch verschwand nicht. Auch wähnte er sich vergiftet. Die Menschen hegten falsche Absichten gegen ihn. Man verfolgte ihn. Wenn er jemanden anschrie, tat der erschrocken und wich zurück. Gegen diese Feinde war er machtlos. Noch nie zuvor hatte er Stimmen gehört, die direkt aus seinem Kopf zu stammen schienen. Jetzt war es so weit. Sie wisperten. Manchmal konnte er nicht recht verstehen, was sie sagten. Zu gewissen Zeiten aber vernahm er deutlich jedes ihrer Worte, das sich zu Befehlen steigerte, Befehle, denen er sich kaum widersetzen konnte. So mächtig waren die Gottheiten. Um sie sich zu erklären, grübelte er oft. Sie spielten ein Spiel, das er nicht verstand. Einmal wurde er von der Polizei aufgegriffen und in eine Heilanstalt verbracht. Die Ärzte sprach er mit „Hoheit" an, denn diese Akademiker hatten doch etwas besonderes an sich, oder mit „Herr König“. Meistens nahmen sie es verlegen hin. Doch sie taten nur so. Eigentlich war es ihnen ganz recht; und insgeheim verlangten sie es von ihm. Die ihm verabreichten Medikamente führten zu einer gewissen Besserung, so daß man ihn auf Verlangen entließ. Als er frei war, konnte er nicht recht einsehen, warum er Tabletten weiterhin einnehmen sollte. Ein neues Märtyrium begann. Schleichend zunächst. Man steckte hinter seinem Rücken die Köpfe zusammen. Er trank viel reines Wasser. Doch es brachte keine Reinigung. Seine Gedanken vergifteten ihn. Sein Leib wurde zum Ort schlimmster Folter. Man unternahm sexuelle Attentate. Oft dachte er bei sich Schlechtes. Ihm half nur das Gebet gegen alles Übel in ihm und um ihn her. Stundenlang hockte er auf der Kirchbank, betend, zu dem Gott seiner Väter, zum Hebräergott, von dem er einzig Hilfe erhoffen konnte. Dieser war streng und unnahbar. Ein ferner hoher Herr, der Buße verlangte. „Auge um Auge, Zahn um Zahn.“

Man hatte weder ihn noch die Großmutter aus dem Hause kommen sehen. Schließlich hatte man die Polizei benachrichtigt und die Haustür aufgestemmt. Man fand ihn bewußtlos im Abort liegen. Die Großmutter lag tot im Bett. Ohne Kopf. In der Toilettschüssel aber lag das abgeschlagene Haupt seiner Großmutter. Im Schlaf hatte er sie getötet. „In geistiger Umnachtung“, erklärte er sich später das Unerklärliche. Seither stand er wie unter einem Zwang, wenn er mit jemandem sprach. Allen zurufend: „Ich habe doch nichts getan“.

Waldemar Hornbacher

Der Kopfschmerz

Der Kopf ist dick, fast wie zum Platzen,
doch manchmal leer, kann nichts erfassen,
und wenn es sitzt so in der Stirn
dann bohrt es fürchterlich im Hirn;
ja öfters sitzt die Faust im Nacken,
zum Teil im Kopf ein lautes Knacken,
bisweilen nur auf einer Seite,
dann kann man ihn Migräne heißen.
Manchmal ist nur Druck auf Scheitel
oder brummt so wie ein Kreisel,
schrecklich ist er wie ein Blitz,
wenn er funkt, wie Messer sticht,
öfter auch das Auge tränt,
die Nase läuft dann unverschämt,
die Allergie ist da im Spiel,
dann sind Geräusche, Licht zuviel.
Geht er plötzlich wieder weg
war Funktion nicht ganz so nett,
tritt er auf am frühen Morgen,
sind's ein Kater oder Sorgen,
fehlt da nur die Kaffeebohne
oder Schmerztabletten so als Droge?
Stimmung ist auch öfter hin,
wenn es schmerzt im Kopfe drin.
Wenn der Kopf so angefüllt,
ist das Denken abgestellt.
Kann nichts machen, nichts mehr tun,
sollte lieber etwas ruh'n.
Kopfweh ist auch manchmal nütz
wenn sonst Stress wohl auf dir sitzt.
Denkst du wie das liebe Vieh,
hast du Kopfschmerzen doch nie.

Rolf Alex

„Anamnese“

Wie alles kam und was gewesen,
Das hört man aus den „Anamnesen“!
Doch mancher hat da taube Ohren -
Dann muss man schon energisch bohren!
Der eine freut sich, was zu sagen -
Den andern muss man x-mal fragen!
Er hofft, es kommt nicht alles raus
Zunächst spielt er mal „graue Maus“!
Ob viel er säuft - ob viel er raucht -
Was er an Frauen so verbraucht -
Er leugnet nicht - doch er halbiert -
Der Doktor spürt es - er addiert.
Es ist mehr „Taktik“ - nicht Betrug -
Am Ende weiß man doch genug.
Man weiß, was ist und was gewesen
Auf heißer Spur durch „Anamnesen“!

Karl Wandel

Ein älteres Ehepaar kommt in die Sprechstunde: "Meine Frau", sagt der Gatte erklärend, "hat erhebliche Kiefergelenksschmerzen, kann nur flüssige Nahrung zu sich nehmen und kaum sprechen.

Ich schlage eine entsprechende Therapie vor und treffe den Ehemann zufällig nach ein paar Tagen. „Es geht besser, sie ißt und spricht auch wieder wie zuvor“.

Aber unter uns gesagt, meint er mit verschmitztem Lächeln, "ein paar Tage hätten Sie's auch noch so lassen können."

Georg Ernst Jacoby

Memento mori - Mengele

Er war ein süßes Engele-
der kleine Josef Mengele
mit dem suchenden Blick,
war früh schon sauber
und schrie in den Nächten vor Angst.

Es war wohl auch ein Bengele
als Lausbub Beppo Mengele,
doch wenn er auch Käfer lebendig zerfetzte,
er sucht' nur des Lebens letzte Gesetze.

Auch als Student kein Hängerle
war der eifrige Sepp Mengele,
suchte den Weg zum Übermenschen,
der künftigen Krone der Evolution.

Als junger Arzt ein Henkerle
war kurz nur Doktor Mengele,
genannt das Todesengele.
Er suchte und experimentierte,
selektierte, salutierte, sezierte,
spritzte ab und merzte aus.

Es floh in ferne Ländele
alsdann der Dr. Mengele
mit dem unruhigen Blick des Gesuchten,
hat administriert und für Fotos posiert -
ein müdes, liebes Männele.

An fremdem Strändele
erlag dem Schlag
der Dr. Josef Mengele.

Man fand ihm ein fremdes Grab
und warf mit dem Schäufele
Erdhäufele auf den Sarg.

Sechs Jahre kaum vergangen warn,
da hatt' alle Suche ein End,
da hob man aus dem Gräbele
den Schädel von dem Mengele-
die dunkle Locke war noch dran.

Das Gebein des Gesuchten
warf das Gericht auf die Anklagebank.
Ankläger warn Asche und Staub,
Schadstoffemissionen
der Öfen von Auschwitz.

Georg Ernst Jacoby

Malesten

Last auf den Schultern drückt nieder -
Atlas Christophorus.
Kloß im Halse erwürgt mich -
globus hystericus.
Harter Husten erstickt mich -
tussis continua.
Schmerz am Herzen erdrückt mich -
angina pectoris.
Abgrundekel würgt in mir -
taedium vitae.
Das Blut in den Adern gerinnt mir -
horror vacui.
Die Seel aus dem Leibe entspringt mir -
gaudium mortis -
Mordsgaudi.

Gerhard Uhlenbruck

Aphorismen

Ein lebenswertes Leben braucht Werte.

Wenn man die Masche eines Menschen erkannt hat, kann man den Faden seines Lebens verfolgen bis in die Zukunft.

Wer eine sinnvolle Beschäftigung im Leben hat, beschäftigt sich nicht mit dem Sinn des Lebens.

Das Gefühl einer Frau läßt sich ebensowenig verstehen wie man den Verstand eines Mannes fühlen kann.

Beim Sprung über den eigenen Schatten spüren wir unsere Achillesfersen!

Man muß im Leben viel herunterschlucken, vor allem dann, wenn einem das Lachen im Halse stecken bleibt -!

Humor provoziert Lachsalven, welche den täglichen Kleinkrieg beenden.

Die Regelmässigkeit im Leben sorgt für eine gesunde Zufriedenheit, alles ausserhalb dieser Routine sorgt für Glück oder Unglück!

Der vereinsamte Mensch vereinnahmt einen sehr schnell.

Die Liebe raubt uns erst den Verstand, und dann die Zeit, ihn wiederzufinden!

Viele, die mit Herzblut schreiben, wurden auch genau dort verletzt!

Helga Rauch

Wann nahst du nun, entscheidender Tag
Wann fällt der Startschuß: Leningrad?
Brauch ich noch einen guten Rat?

Ich brauch keine Wohnung, ich brauch nicht zu frieren,
brauch nur in der Klinik mich integrieren
und meine Persönlichkeit bringen ein.

Ich denk, das müßte doch genügen
und ich bräuchte nicht erst Ratschlag zu kriegen.
Ich werde das Umfeld erfühlen.

Ich denke, es geht ohne Komplikation;
werde erspüren Station für Station.
Ich starte guten Mutes.

Erika Eichhorn

Aus der Erstarrung

Bewegung
Erschütterung
Rührung
Trauer
Unsicherheit
Verwirrung

Halte es aus
Lebe

Franz Xaver Schmid

Kinder

Kinder:
Blumen des Herrn,
Wärme,
Licht,
Lachen,
liebliche Musik,
so zart.
Kinder:
Sonnenstrahlen,
zerbrechliche Blüten
im Frost.
(Den mißbrauchten Kindern gewidmet)

Ingrid Cremer

in mir
ist stille
sie reicht
von meiner mitte
wo schmerz und freude
eins sind
bis hin zu
den undenkbaren rändern
des universums

Georg Ernst Jacoby

Gestorben, verendet,
die Spuren verweht;
kein Elend gewendet,
zum Abfall gekehrt.

In Betten mit Rädern
ins Abseits geschoben.
Erstickt an Sekreten;
auf Bahren gehoben.

Befreit aus dem Kote
ins Kühlfach geschoben.
Bei Schubladentoten
dem Elend enthoben.

Gewaschen, gerichtet,
mit Blümlein besteckt;
letztmals besichtigt,
ein Tränlein geweckt.

Dann ab in die Kiste,
den Deckel verschraubt.
In die Grube mit Christo,
und Staub kommt zu Staub.

Zerfallen, verwest,
wiederausgescharrt.
Verbrannt noch die Reste,
die Knochen zerhackt.

Doch denk ich behäbig:
ich kann Gott vertraun,
mir ist der Tod gnädig,
die Seele lebt ewig;
- so verdräng ich das Graun.

Friedrich Kahle

Plötzlich und unerwartet

Jahrzehntelang warst du gesund,
nur hier und da mal ein Infekt.
Jetzt plötzlich ein Symptom tut kund,
daß schwere Krankheit in dir steckt.

Du hast bis heute nicht gespürt
daß dein Körper für dich ist wichtig
jetzt, wo er dein Leben führt,
ist alles andere nichtig.

Wie aus heiterem Himmel Blitze
du kannst nicht ermessen wann,
trifft dich des Verderbens Spitze,
und niemand das verhindern kann.

Drum richte dich,sei kein Tor,
übe dich in Prävention.
Doch beugt die nicht alleine vor,
- Zufriedenheit im Leben schon.

Renate Myketiuk

Die alte Tante

Du warst für uns ein Bild der runden Fülle
und doch warst du sehr zierlich und auch klein;
gebog'ne Nase und der Mund war fein,
und wohl war dir stets in charmanter Hülle.

Du fragtest immer nach dem Sinn im Sein,
und warst nicht müde, Knoten zu entwirren,
die sich so bilden, wenn wir uns verirren --
du liebtest warmen Abendsonnenschein.

Du lebtest eng mit feinen alten Dingen,
und ehrtest deiner Ahnen Hände Werke,
und die Gebote war'n dir Licht und Stärke.

Und wenn dich einer tauchte tief in Tränen,
so wolltest du dies Unrecht nicht erwähnen --
und du warst glücklich, weil du konntest singen.

Jürgen Paul

Carrara

Da ist der Stein, der, nun gebrochen,
die Tonnen-Schwere uns zur Prüfung gab.
Doch zart das Bild, dem armen Hirn entwunden
Der Zweiklang erst gibt dann den Körper frei.

So hast Du immer Deinen Traum gebändigt,
wenn Du das Eisen mit dem Stein vermählst,
Denn schon im Marmor ist das Bild enthalten,
das nun , befreit, ins Licht geboren wird.

Dies das Vermächtnis Buonarottis,
der schon im Quader seine Bilder sah:
Sie zu befrein, in Schönheit zu erlösen ....
Wer ist so gross, sich selber zu befrein.

Verharren wir, den Grossen nachempfunden,
im Bild beschränkt, wie auch im Meissel-Schlag.
Das Handwerk wuchert wohl in Bild und Deutung....
Jedoch der Liebende sinnt toten Alten nach.

Martin P. Wedig

DSD - Duales System Deutschland

Der Abfall, der wird hier sortiert
nach Sorten, die sonst ungeniert
gemeinsam auf der Halde landen.
So kommt bei uns auch nichts zu schanden.
Was flüssig, kommt in die Kloake,
darinnen schwimmt auch mancher Krake,
der braun und grün in Gremien tummelt,
wo er die Volkswirtschaft beschummelt.
Ganz obenauf schwimmt weißer Schaum,
hebt sich so ab vom Untergrund,
der krank ist, nicht gesund
und dennoch träumt den Traum,
durch Bildung aufzusteigen.

Vor'm Mahlwerk tanzt man einen Reigen,
der Qualität und Herkunft zeigt,
bevor sich dann das Gatter neigt.
Der Greifer macht sich Büchsen eigen
und wirft sie auf die Preßblockbühne.
Dort formt ein weißgelockter Hüne
Dozenten aus den hohlen Blechen.
Was ihm dann aber nicht gefällt, das wird ins dritte
Glied gestellt.
Das taugt nur drunten für die Zechen.

Der Rest, der rasselt über Siebe,
deren Löcher heißen Nächstenliebe,
Mitleid, Mitgefühl und mit Gefühl
für Auftrieb treibt das Schwemmbad Hohles auf.
Denn Hohles gibt es hier zu Hauf.
Der Plastikmüll Prestige, Konsum
zeigt seinen Ruhm auch noch posthum.
Doch bunte, breite Etiketten

können auch ihn nicht vor dem Shredder retten.
Die Weichen hat der gut verdaut,
nachdem er sie hat durchgekaut.
Nur selten stoppt des Schlagwerks Takt,
wenn spitzer Stahl in Federform
hat Altpapiere reimbepackt.
Die passen so nicht zu der Norm.
Das macht den Shredder dann bereit,
das Harte wieder auszuspucken.
Und während sich die Braven ducken,
Protest im Abfall gut gedeiht.

Jürgen Paul

Nächsten-Liebe

Ach übt doch Liebe nur mit halber Kraft.
Laßt nicht den Nackten draußen frierend stehn
Laßt ohne Nahrung nicht den Nächsten gehn.
Laßt Bosheit auch, wenn Ihr die Gulden rafft.

Das ist die Kluft, die Traum und Leben trennt
denn Wirklichkeit stellt Liebe oft ein Bein.
Wie edel wär's, ein guter Mensch zu sein.
Gewarnt nur der, der schon das Leben kennt.

Der Nächsten Liebe ist nicht grenzenlos.
Man spürt die Zäune, wenn man näher tritt.
Dank Stacheldraht gestoppt der freie Schritt.
Enttäuscht erwachst Du, ganz allein und bloß.

Rolf Alex

„Beistand“?

Wenn manche Damen heut' entbinden,
Sie es bisweilen schicklich finden,
Daß der "Vater von das Ganze"
Sonnt sich mit gleich in dem Glanze!
Er zumindest Händchen hält,
Wenn erblickt wird auf der Welt
Dieses vielerwähnte Licht -
Helfen kann er selber nicht!
Wird von allen nun gepriesen -
Hat als tapfer sich erwiesen,
Fühlt sich selber schrecklich flau -
Hab's geschafft - "geliebte Frau!"

Wenn Herr Meier hat's geseh'n -
Müller will nicht abseits steh'n!
Schließlich geht's doch beide an!
Ein Produkt von Frau und Mann!
Dieses läßt sich nicht bestreiten
Ist bekannt seit langen Zeiten.
Dennoch hielt der Mann sich gern
Vom Geburtsakt selber fern.
Schonte sich und auch sein Weib,
Sucht sich ander'n Zeitvertreib.
Völker - nah noch der Natur
Männerbeistand? - keine Spur!
Und so wünschen viele Frauen,
Daß die Männer sie nicht schauen,
Wenn sie naht, die schwere Stunde:
"Pressen jetzt - die letzte Runde!"

Wilhelm Pilgram

Begegnung

Der scheue Blick in mein Gesicht
erwäget sorgsam erste Schritte.
Ich sende eine zage Bitte
und schenk den Augen neues Licht.

Ein Lächeln um den schmalen Mund
verkündet frühlingshaft Gefühle.
Ich sinne, wie ich aus der Kühle
erreiche einen Sonnengrund.

Die fremde Hand auf mich gelegt,
wie Balsam geht sie mir zu Herzen.
Ich habe unter vielen Schmerzen
mich tief in sie hineinbewegt.

Hans Joachim Behnen

Brühl

Bleib kühl
in Brühl
im Schlossgewühl.
Hüt dich vor Staaten,
Diplomaten
und Propheten,
damit sie dich nicht kneten
und zum Beten
und zum Singen
zwingen.

Waldemar Hornbacher

Aufgabe des Arztes

Wirst du krank, so soll der Arzt
behandeln, lindern diese Schmach,
dies kann rein physikalisch sein,
er setzt gezielt die Mittel ein
teils lokal und allgemein,
kann Pille, Salbe, Spritze sein
Vieles heilt von selber aus,
wenn er stört nicht den Verlauf.
Vieles durch erprobte Hand
wird zum Besseren gewandt
Manches durch die Wissenschaft
gut erkannt und gut erfaßt
Alles hat so seinen Grund,
ihn zu finden gilt zur Stund
Hier fängt oft das Raten an,
die Wahrheit man verschleiern kann.
Wahrheit mußt du ständig suchen
sonst läufst du auf falschen Spuren
und der Irrtum ist der Weg
der dir zur Gesundheit fehlt
Suche erst bei eignen Fehlern,
Was du all' verkehrt gemacht,
anders kann es dann erst werden,
wenn der Irrtum gut gemacht.

Gerhard Uhlenbruck

Sprüche nach der Sprechstunde

Wenn der eigene Erfolg nicht mehr erfolgt, muß der von Kindern und Kindeskindern folgen, damit man gesund bleibt!

Manches Patienten-Leben ist recht komplex - aufgrund von Komplexen.

Die meisten Menschen sind guten Gewissens böse.

Wenn man alt wird, fallen die Blätter, die man bis dahin noch vor den Mund genommen hat.

Was uns kaputtmacht, ist, daß wir von den Dingen nicht loslassen, die uns kaputtmachen.

„Leidgeprüft" ist kein Gütezeichen,sondern ein Zeichen von Güte!

Verschenke Dein Herz nicht an Herzlose!

Das ganze Theater im Leben kommt dadurch zustande, daß keiner eine Nebenrolle spielen möchte - !

Es gibt Menschen, mit denen möchte man nicht in eine Reihe gestellt werden, und deshalb tanzt man aus der Reihe!

Todesangst macht Lebensmut - sagte der Hypochonder - und bildete sich ein, todkrank zu sein.

Ein Hypochonder ist ein Mensch, der das Gras wachsen hört, in welches er glaubt, beißen zu müssen.

Brigitte Haléwitsch

Heimat im Traum

Sie existiert wirklich.Aber Sie, der Sie diese nicht kennen, dürfen nur soviel erfahren: sie liegt nicht in Deutschland. Leider darf ich sie Ihnen nicht zeigen, was ich so gerne täte. Denn ich bin stolz auf sie, wie es jedem mit seinem Wurzelknollen geht. Deutsche haben kein Recht auf Heimat, wir beide nicht, doch nicht aus gleichen Gründen. Unser distanziertes Verhältnis werden wir bewahren müssen. Denn ich will nicht die Verräterin sein, die den Feind durch das Seitentor ins eigene Lager einschleichen läßt. Der Feind, das sind Sie.

Nämlich Sie würden sich zusammen mit einer Legion von Freunden bei nächster Gelegenheit sofort aufmachen, in mein Traumland einzufallen, es zu vernichten. Leider sind Sie dazu fähig, außerstande sogar, Ihre Zerstörungskraft zu zügeln. Sie sind sein Feind, weil Sie seine wirkliche Existenz nicht aushalten können. Ich verstehe das schon, schließlich haben Sie nicht einmal im Traum eine Heimat. Nur wissen Sie das noch nicht. Aber sprechen muß ich von ihr, weil sie nur durch mich ganz wirklich wird. Ich bin ihre Sängerin, Sie sollen meine Rede in Ihren Ohren klingen hören, damit Sie Sehnsucht bekommen nach diesem Land. Ihre Sehnsucht ist seine Wirklichkeit. Und dankbar sollen Sie werden , weil Sie dadurch erfahren, daß Sie sich doch noch sehnen können nach etwas, das Sie nicht kennen und nie kennenlernen werden.

Dort gibt es nichts außerordentlich Sehenswertes. Nichts wäre auf Fotos zu sehen.Wissen Sie, was lieblich ist? Vermutlich denken Sie an kleine Mädchen, mit blonden Locken vielleicht, an eine Weinmarke oder an Weihnachtsengel. Ich meine aber Lieblichkeit als Eigenart einer Landschaft. Ja, das haben Sie schon oft gelesen. Sie können nicht wissen, daß Sie noch nie eine liebliche Landschaft wirklich gesehen haben. Denn es gibt sie nur dort, Sie wissen nicht wo, Lieblichkeit ist ihr Wesen. Sie ist unauffällig. Kein Film würde sie zeigen.

Haben Sie eine Ahnung davon, was ein Dach ist? Klar, sagen Sie, und sehen etwas Spitzes oder Schräges, obenauf Liegendes. Falsch. Ein Dach ist vor allem rot, zinnoberrot, ziegelrot, krapprot, braunrot, orangerot - und es leuchtet. Das haben Sie noch nie gesehen. Können Sie auch nicht .Von Häusern wollen wir garnicht reden. Sie kennen nur graue Schuppen, bunte Reklamewände und Glasbunker. Sie würden ein richtiges Haus garnicht erkennen. Es wäre für Sie ein Bauhindernis.

Oder nehmen wir eine Straße, wissen Sie, was eine Straße ist? Seltsam, was Sie Straße nennen. Das ist eine Rampe, ein grauweiß gestreiftes Förderband, was Sie vor Augen haben. Darauf werden Sie zweckmäßig fortgewälzt, geschoben und gestoßen von Schild zu Schild. Eine Straße ist etwas ganz anderes. Wenn Sie in Ihrem Leben schon einmal eine Straße gesehen haben, muß es so lange her sein, daß Sie es längst vergessen haben. Eine Straße ist, die Füße gehen lassen, wie der Weg es will, nach links und rechts und allen Seiten lose schwingend zwischen Bäumen, Apfelbäumen, Birnbäumen, Kirschbäumen, Vogelbeerbäumen. Auf ihrem runden Rücken reitet die Straße durch das Jahr und seine Zeiten. Ein Radfahrer greift sich einen Apfel. Eine Straße ist halt einfach Freiheit zu gehen, wohin ich noch nicht weiß, daß ich hinkommen will.

Glauben Sie nicht, Sie wüßten, was Kirschen sind. Es tut mir leid, das kann nicht sein. Auf dem Markt haben Sie höchstens Körbchen mit Kirschen gesehen. Aber Kirschen sind ein Wagen voll davon, darauf sitzen und auf der Straße fahren, Kirsch- Zwillinge über beiden Ohren und über allen zehn Fingern, einen Kirschenkranz auf dem Kopf und Kirschzweige fahrend im Gesicht, vorne die Pferde mit kirschbehangenen Ohren in der Julisonne.

Oder Heidelbeeren. Heidelbeeren sind kein kleines blaues Plastiksärglein für ein paar dunkle Punkte unter der Folie, sondern ein Heidelbeerenwald, in dem sich ein nacktes Kind in der Sonne heidelblau bemalt aus Eimern voll Heidelbeeren. Ernte ist keine statistische Zahlenliste, sondern ein riesiger Haufen Stroh und vom Dach hinunter dort nacheinander hineinspringen. Herbst ist keine Kalenderrubrik, sondern eine Grube voller Rübenschnitzel und darauf singend Schlittschuh fahren. Was sind Kartoffeln? Nein, keine Knollen im gelben Netz, sie kommen warm aus dem Schweinetrog, sind gestohlen und werden mit gefundenen Rebhuhneiern gegessen. Das alles können Sie nie gekannt haben als geborener Heimatloser, der Sie sind.

Sprechen wir von Menschen. Ich will Ihnen glauben, daß Sie eine Vorstellung davon haben, was ein Mensch ist. Aber das ist wie mit den Häusern. Würden Sie ihn auch erkennen, wenn er Ihnen zahnlos begegnen und nicht amputiert von den Malen seines Lebens? Würden Sie das Leben der Bäume erkennen, die ihre

Geschichte an Blitzschlägen mit sich führen und als verkohlte Äste zeigen? Oder sähen Sie bloß Abgestorbenes, das abzuräumen ist für dasjenige, was Sie an seine Stelle setzen wollen?

Sehen Sie, ich mißtraue Ihnen. Von Grund auf mißtraue ich Ihnen zu Recht. Denn wenn Sie nicht wissen, was Dach ,Haus, Straße und Ernte bedeutet, dann wissen Sie auch nicht, was Leben ist. Aber dann können Sie auch nicht wissen, was Mensch sein kann. Eine Ahnung haben Sie davon, sonst wären Sie nicht ständig unterwegs - aber diese gilt Ihnen nichts. Sie können von Glück sagen, wenn es Ihnen wenigstens wehtut, was ich erzähle von meiner Heimat, wenn Sie dann spüren, daß Sie keine haben. Selbst dann noch bleiben Sie der Feind.

Was wollen Sie bei uns, wo es nichts für Sie zu sehen gibt! Der nächtliche Gesang unserer Heuschrecken und Warzenbeißer stört bloß Ihren Schlaf. Machen Sie, daß Sie wegkommen, gehen Sie anderswohin in die entgegengesetzte Richtung, kommen Sie nie auch nur in die Nähe meines Landes. Oder bleiben Sie am besten einfach zuhause dort, wo Sie spüren, daß Ihnen etwas fehlt. Dann werden Sie mein Gedicht verstehen, wenn Sie wissen, daß es einen Geruch von Heimat gibt, den Sie nicht kennen. Sie sind ihm zuhause am nächsten, wenn Sie der Hintern juckt vor Langeweile und Sie dieselbe miese Laune spüren, die Sie in jede Fremde mit sich tragen.

Renate Myketiuk

Suizidversuch

Weil meine Seel' zum Körper nicht recht paßte,
und weil mein Geist die beiden immer haßte,
weil ich in Harmonie nicht bringen konnte,
was sich bekämpft, und weil es sich nicht lohnte,
den Kampf dem inner'n Kampfe anzusagen,
und weil ich fühlte, mich durch mich geschlagen,
rief ich herbei den Tod, den immer wachen;
nicht einer braucht mehr über mich zu lachen,
so dachte ich, doch welches Mißgeschick,
in meinem stumpfen Denken war ein Knick:
der Tod, er kam, doch wollt' er mich nicht haben,
er sprach, ich sollte selbst noch weitertraben.

Nun bin den Ärzten ich ganz unterstellt.
Wer rettet mich aus dieser weißen Welt?
Ich möchte sprechen: laßt mich endlich frei;
rief ich den Tod, daß ich gefangen sei?
Sie hör'n mich nicht, versperren ihre Ohren,
weh mir, hier bin ich noch viel mehr verloren.

Habt ihr das Schlachtfeld meiner Seel gesehen?
Wie könnt ihr dann so teilnahmslos da stehen?
Ihr seid so glatt, ach, könnt ich euch anfassen,
so laßt mich frei, ihr müßt mich ziehen lassen!

Ach, komm doch Tod und führ' herbei die Wende,
nimm mich hinweg, und mach dem Spuk ein Ende.

Alfred Schöll

Am 11. August 1995, 13 Uhr

Mühsam das Atmen,
verzerrt das Gesicht,
aus der Tiefe blickt trüb
das Auge ins Licht.

Wie oft bist getaucht Du
ins endlose NICHTS,
weißt nichts zu sagen,
an Gedanken gebrichts.

Doch zuckt dann plötzlich
von früher ein Strahl,
ein Ton, gar ein Walzer,
durch all die Qual.

Udo Pötting

Dramatische
Balladen,

lyrische Stilleben:

„Abends, wenn er am Kamine saß,
hörte er das Rattern ferner Züge ...“

dramatisches
Stilleben,

lyrische
Ballade

Dieter Markert

TOSKANA 1984
- Vanitas

Wolken, die mein Herz berühren,
Steine, die im Innern spüren,
daß ein großer Tag verrann.

Pochend Herz, ein roter Saft,
Mohn, so üppig,
Wiesentaft
Ein Schmetterling in Mädchenhaar,
flüchtig, flatternd --wunderbar.

Trunkner Sinne Blütentraum;
ein Meer voll Wohlklang nachzuschaun
kam man hier her,
um festzuhalten,
was der Augenblick vollbracht!

Doch -
Götter mögen nimmermehr
im Jetzt und Hier die Regel sehn.
Menschen kommen,
leben, gehn
und spüren
wie des Augenblicks Gesetze
im Unendlichen ihr Bild verlieren!

Friedrich Kahle

Wal oder Sterben

Der Walfisch, unser größtes Tier,
hat ein Gehirn, ganz so wie wir
Er denkt und fühlt und spricht.
doch was er sagt, verstehn wir nicht.

Was ruft er wohl in seiner Not,
wenn Menschen bringen ihm den Tod?
Stellt er seinem Gott die Frage
über diese Menschenplage?

Er ist sich sicher auch im Klaren,
daß wir die Zerstörer waren.
die nahmen ihm den Lebensraum.
- von seiner Zukunft aus der Traum.

Doch so wie er in ihr wird sterben,
die trübe See könnt uns verderben.
Sie schickt Mikroben uns aufs Land,
die wir bisher noch nicht gekannt.

Vielleicht - der Wal könnte uns schützen.
Doch wenn er tot, wird er nichts nützen.
Drum ehret ihn, die See laßt leben,
Gott wird uns reichlich dafür geben.

Jürgen Paul

Nacht muss es sein ...

Nacht muss es sein, wenn sich die Strophen formen.
Im Lampenhause ordnet sich der Vers.
Ummantelt steht das Aufgebot der Worte
dem Suchenden zur Auswahl offen da,

So mögen Geist und Auge Angebote
sehr klüglich wägen nach Gewicht und Sinn,
Begriff und Bild zu Übereinkunft zwingen !
Wo ist der Steg, der beides überbrückt ?

Zuweilen sind Gefahren zu vermeiden,
wenn Süsse Saccharin und Kraft brutal.
Dann sterben Vers und Wort schon im Entstehn.
Die Brücke trägt nicht Sinn und nicht Gewicht.

Ingrid Cremer

jede begegnung
ist eine perle
und aufgefädelt
ergeben sie
eine kostbare kette

Hans Joachim Behnen

Kassel

Eine Stadt mit Höhen und Hängen und Auen
will Ruhm sich mit neuen Ideen erbauen,
verwöhnt von der Lage, im Herzen der Hessen,
im Herzen auch derer, die Kassler gern essen,
mit alten Alleen und flächigen Fluren,
antiken Gesichtern und neuen Konturen,
mit Musen, Museen, mit Kunst und mit Künsten,
mit Wiedererstehn nach Kriegsfeuerbrünsten.
So lange stiefmütterlich abseits behandelt,
hat sie sich zu neuem Charme gewandelt.
Die neuen Expresse von Norden nach Süden,
die bisher den Kopfbahnhof gerne gemieden,
sie werden nun fürstlich geehrt und empfangen,
damit sie beglückt bald zum Ziele gelangen.
Frei wurde der Weg auch zum Thüringer Osten,
indes verkümmern die Stacheldrahtpfosten.
Die Stadt wird zum Drehpunkt jetzt aller Germanen,
die per Auto, per Eisen- und Straßenbahnen
die Stadt und Schloß Wilhelmshöhe erkunden,
und nicht mehr allein ihr Dörfchen umrunden.
Die Stadt liegt so wunderbar in der Mitte,
daß beinah gewagt sei die herzliche Bitte,
man soll sie zur Hauptstadt der Deutschen erwählen.
Die Stimmen, die demokratisch nur zählen,
die kommen indessen wohl niemals zustande.
So bleibt Kassel letztendlich die Schöne vom Lande.

Jürgen Paul

Notaio toscanese

Da helfen Kreuze nicht und nicht Altäre.
Es wiegt sehr leicht das Amt, die Profession.
Der Kirche nah. Doch nicht dem Gotteslohn.
So mehrt sich seines Beutels goldne Schwere.

Und mögen Schatten an dem Hause warnen,
Schlagschatten, schräg, Kontrast aus Sonnenlicht
Notare kümmern sich ums Lichte nicht.
Profit, was dunkel sie auf Konten tarnen.

Da ist das Kreuz in bester Nachbarschaft,
daß sie dank Beichte weiße Weste haben.
In beiden Fällen siegt Gesetzeskraft.

So wird's gefüllt, erfüllt mit allen Gaben.
Die schwarzen Roben haben es errafft.
Nur will kein Gott die armen Opfer laben.

Rolf Alex

Die „Blindpunktion"

Sehr beliebt ist das „Punktieren"
Wer's nicht kann - muß oft probieren!
Irgendetwas trifft man schon -
Für die Mühen dann der Lohn:
„Material" - das Zauberwort -
Und man schickt es eiligst fort.
Manchmal bleibt noch etwas „offen"
Und vergeblich war das Hoffen!
Die Technik hat den Arzt verführt,
Daß er heut' alles mal punktiert!
Man sticht in Lebern, Milzen, Nieren,
Man holt Gewebe - nennt's „Stanzieren" -
Die „Stanze" wird dann eingeschickt
Und nun voll Spannung wird geblickt,
Was der Experte hat gefunden,
Nur selten sagt er unumwunden:
Hier ist ja alles ganz normal!
Patient ist dankbar - trotz der Qual!
Der „Ausschluß" engt das Bild nun ein -
Nun sticht man andernorts hinein.
Natürlich ist man stets bestrebt,
Daß der Patient es überlebt!
Beim Stechen läßt sich's nicht vermeiden,
Daß durch den Stich entsteht ein Leiden,
Wenn man was trifft, was man nicht wollte,
Dem Fortschritt den Tribut man zollte.
Doch wird ein Doktor einmal krank,
Dann reicht das „Alte" - Gott sei Dank!
Da drängt sich niemand zum Punktieren
„Wir wollen's erstmal so probieren!"

Ganz nüchtern kann man konstatieren,
Daß Unterschiede existieren!

Günter Struck

Lena - 1987

"Lena? welche Lena? - kenne ich nicht".....ratlos über diesen Anruf, lege ich den Hörer zurück. War kaum zu verstehen; ostdeutscher Dialekt, sächsisch oder ähnlich. Einige Stunden später: wieder ein Anruf, diesmal eine mir unbekannte Männerstimme: "Meine Frau war so aufgeregt eben; ich soll Sie fragen,ob Sie es sind - vergangene Woche sahen wir Sie im Westfernsehen; da sagte meine Frau ganz aufgeregt: " ...der isses!..", und erzählte mir dann vom Kriegsende an der Elbe - wo meine Frau herstammt - daß ihre Eltern einem Soldaten geholfen haben,nach Hause zu kommen und ihn vor Gefangenschaft bewahrt hätten; das müßten Sie sein, meinte meine Frau - wie war noch Ihre Adresse?....wir wohnen in Leipzig...Sie hören noch von meiner Frau.." dann hängte der gute Mann ein.
Ich dachte nach und erinnerte mich an die letzten Kriegstage im April 1945... ja, da wurde ich mit Hilfe freundlicher Waldbauern von einem deutschen Luftwaffensoldaten in einen oesterreichischen Burschen verwandelt und entkam dadurch den Wirren dieses furchtbaren Krieges. - Und nun - nach über 40 Jahren will mich diese Bauerntochter wiedererkannt haben - wie ist das möglich?, fragte ich mich.
Eine Woche später erhielt ich einen Brief aus Leipzig; Absender mir unbekannt; sie hätte mich -nach so vielen Jahren - am Fernsehen wiedererkannt (ach, das war vor Wochen das Interview im ARD-Studio) - ich möge sie besuchen kommen; ihr ginge es gut und ob ich schon mal in der DDR gewesen sei-.
Nein, noch nie war ich in der DDR - eine Reise würde mich schon interessieren. Mein Terminvorschlag wurde akzeptiert und ich bestieg dann den D-Zug Köln-Leipzig.
Die Formalitäten hatte Lena erledigt; ich bekam mein Visum anstandslos - "Verwandtenbesuch"; gespannt auf die nicht verwandten Verwandten absolvierte ich die stundenlange Reise in den ungemütlichen DDR-Waggons - mit Umsteigen und Passkontrollen in Berlin - nachts traf ich in Leipzig ein und ließ mich von einem klapprigen, alten Taxi (zu einem für unsere Verhältnisse Spottpreis) durch finstere Leipziger Straßen chaufieren. - Im Flur eines großen, fünfstöckigen Reihenhauses baute sich eine massige Ge-

stalt auf: "Hallo, ich bin's; darfst ruhig staunen; so gut geht's uns hier in unserer Republik!", rief sie stolz aus und strich sich dabei lächelnd ihren dicken Bauch. - Verlegen stand neben ihr ihr kleiner glatzköpfiger Mann und nickte zustimmend. - Sie hießen mich in ihre kleine Dreizimmerwohnung eintreten.
"Zu essen und zu trinken, vor allem zu heizen haben wir genug und leiden keinen Mangel, wie bei Euch im Westen immer behauptet wird. Ich blickte erstaunt.
"Lena ist Staatsbeamtin, Geheimnisträgerin,und wir genießen gewisse Vorzüge; die sind aber wohlverdient und reell erworben", erklärte Kurt, der sich als "Verwaltungsbeamter - höhere Laufbahn" - bescheiden vorstellte.
Lena lud zu Tisch;der lockte mit feinen Speisen; Lachs, Aufschnitt, Salate...welchen Wein dürfen wir anbieten? - feurigen Ungarischen oder lieblichen Bulgarischen?" fragte Kurt.
Das Gespräch ging um Für und Wider der sozialistischen und kapitalistischen Staatformen. Sie gaben sich sehr selbstbewußt, lobten ihre Politiker: "Unser Honnecker, das ist ein großer Staatsmann und seine Leute stehen ihm um nichts nach;der Mielke sorgt für Sauberkeit und Ordnung im Staat - die paar Mängel holen wir bald auf; mit jedem Tag wird's bei uns besser; Du wirst es morgen sehen, wenn wir Dir unsere Messestadt zeigen; sie ist in rasantem Aufbau; Firmen aus aller Welt kommen zu uns; Kuba, zum Beispiel, China und all die vielen befreundeten Länder erkennen uns hoch an! - Mir schwindelte und meine Argumente wurden nicht akzeptiert.
"Das sind doch alles nur Vorurteile bei Euch!" hielten die beiden selbstbewußten DDR-Bürger mir entgegen - sie ließen sich auch nicht eine Spur überzeugen. "Sieh doch",trumpften sie auf: "bei uns gibt's keine Arbeitslosigkeit; wir zahlen 45,- Mark Miete; die Straßenbahn kostet auf allen Strecken nur 20 Pfennig; kaufen können wir in unseren tüchtigen HO-Läden mehr als günstig..."
Sie hörten nicht auf, die Vorzüge ihres Staates zu rühmen.
"Also seid Ihr bevorzugte Funktionäre dieses menschenverachtenden Systems? - Ihr habt Euch eingesperrt mit dieser absurden Mauer an Eurer Westgrenze..."
"Ja," meinte Kurt, "das finde ich auch nicht gut; sollen die abtrünnigen Leute von uns doch zu Euch kommen; sind ja nur Uneinsichtige und meist Kriminelle,die DDR-Flüchtlinge; die wollen wir gar nicht haben..."
"Aber natürlich können wir frei reisen; wir waren am Plattensee und wir fahren in die Tschoslowakei; wir können auch weiter bis

ans Schwarze Meer....was wollen wir noch mehr, alles ist doch in Ordnung - nur immer diese Restriktionen der übelwollenden Westmächte...das ist es, was uns zu schaffen macht...". Und er lehnte sich zurück in seinen Sessel und schien überzeugt von sich und seinem Land.
"Ja, und könnt Ihr uns mal besuchen kommen im Westen?" fragte ich einladend.
"Nein, das wird nicht gehen, weil Lena ja Geheimnisträgerin ist; vielleicht ist das später mal möglich; es wird alles liberaler, auch bei uns". Lena blickte stumm vor sich hin und nickte beifällig.
Meine Fragen nach dem Sinn des Begriffs "Geheimnisträgerin" beantwortete sie mit einem vielsagenden Lächeln: "das ist es eben - Geheimnis - darüber darf und kann ich nichts sagen; eine verantwortliche Sache, jedenfalls meinen strengen Vorgesetzten muß ich über Alles und Jedes Rechenschaft ablegen - besonders, wenn ich was ausplaudere; bitte, verstehe mich..."
Ich vertstand nicht - nur so viel: "Überwachungsstaat" und schüttelte bedauernd den Kopf. - "Wie man's nimmt" meinte Lena; "aber bei uns ist alles sorgsam geregelt; die Bürger leben sicherer als bei Euch im Westen; die Kriminalität ist bei uns ganz unbedeutend." Damit erhob sie sich und schlug vor, ein anderes Thema anzuschneiden: "Sieh Dir doch unsere Kultur an: das ist doch viel besser als bei Euch." "Wieso das?" wollte ich wissen.
"Schmutz und Schund sind bei uns ausgemerzt; nur saubere Sachen bieten unsere Kinos und Theater; auch unsere Literatur ist sauber!" erklärte Lena und hob wie im Triumph ihren Kopf, ihr glattes Haar sträubte sich in ihrem wulstigen Nacken.
Am folgenden Tag erlebte ich in der Stadt alles so, wie meine Gastgeber angekündigt hatten: in den so genannten HO-Läden - Waren aller Art - beim genauen Hinsehen sämtlich aus Ostblockländern. - Im Restaurant wurden uns reservierte Plätze angeboten; auch im voll besetzten Cafe fand sich etwas abseits in einer Ecke ein "extra reservierter Tisch". Meine erstaunten Blicke ließen Kurt -wie beschwichtigend- erklären: "Man kennt uns und behandelt Lena und mich bevorzugt". -
Oper und Gewandhaus hatten gerade Ferien; "wir hätten sonst selbstverständlich gute Karten bekommen können", meinte Lena; "bevorzugte?",fragte ich, worauf beide nur leise lächelten.
Den stolzen Hochbau der neuen Universität, das alte Völkerschlachtdenkmal und noch einige andere Sehenswürdigkeiten führten die Gastgeber mehr oder weniger stolz vor. Meine Fragen nach den vielen verfallenen Häusern, den häßlichen, noch aus

dem Krieg übrig gebliebenen Baulücken erläuterte Kurt mit: „wird alles bald neu erstehen; wir sind nur nicht so schnell wie Ihr Kapitalisten; aber wir ziehen nach; wenn du mal wieder herkommst, wird alles in Ordnung sein".
Sie versprachen beide, mich im Westen zu besuchen; aber das ginge erst, wenn Lena im Ruhestand und sie aus der Geheimnisträgerschaft entlassen sei. Das könne noch einige Jahre dauern
In der Folgezeit wechselten wir postalische Grüße (zu telefonieren sei ihnen aus Sicherheitsgründen vorerst nicht gestattet, erklärten sie).
Dann kam die "Wende" - Anlaß, die Kontakte zu vertiefen. Doch das gelang leider nicht; die Verbindung war plötzlich abgerissen. Die Post kam zurück mit dem Vermerk: ‘Adressat unbekannt verzogen’.
Nachforschungen blieben erfolglos; Lena und Kurt hatten sich "abgesetzt" -schade....

Rochus Turmann

Die Zeit

Du arbeitest - schläfst und träumst.
Läßt sie hinter Dir - die Zeit.
Eine Zeit nach der anderen
Und nochmals Zeit.

Eine trockene Träne,
Ein verwehtes Lachen,
Licht - Dunkel,
Singen - Schweigen.

Alles Zeit und nochmals Zeit,
Unendlich und endlich zugleich.

Die Autoren dieses Buches

Ruth Aguilar: geb. am 03.07.1966, Medizinstudium an der Universität Heidelberg, z. Zt. tätig als Assistenzärztin in der Inneren Medizin.

Rolf Alex: geb. am 26.07.1916 in Dessau/Anhalt; wohnt in Salzgitter; Facharzt für Geburtshilfe und Gynäkologie, Chefarzt in Ruhe. Veröffentl. im Selbstverlag seit 1978, zuletzt „Später Sonnenaufgang“ 1986, „Warum“ 1992, „Ährenlese“ 1992 und „So fließt der Strom dahin“ 1993.

Anne Alpert: geb. am 03.03.1914 zu Lübeck. Ihre Lebenssituationen, in denen sie sich bereits mit Musik befaßte: Stettin, Schneidemühl, Hildesheim. In Dresden Examen zur Diätassistentin. 1941 Heirat mit einem Arzt. Lebt seitdem in Hamburg, wo sie auch 15 Jahre lang im Oratorienchor mitsang.

Philipp Harry Arbiter: geb. 1955 in Neuss, Promotion über Malerei Depressiver, Arzt für Psychiatrie. Verh., zwei Söhne. Arbiter arbeitet als Psychiater in seiner Heimatstadt Neuss. Veröffentl. von Lyrik, Kurzgeschichten etc. in 17 Anthologien. Zwei Lyrikbände „schizophrenia“ und „arcana poetarum“.

Massoud Atai: geb. am 04.04.1943 in Waramin (nahe Teheran). Nach dem Abitur emigrierte er nach Europa und lebt seit 30 J. mit seiner deutschen Frau und den Töchtern, aber mit persischer Seele in Deutschland als Gynäkologe in Duisburg. Erste Gedichte mit 12, erste Geschichte mit 19 J.. 1990 erstes Buch: „Der Junge aus Waramin“, andere Bücher unter Pseudonym.

Hans-Joachim Behnen: geb. 1928 in Oberhausen. Nach Krankenhaustätigkeit in Ruhrgebiet, Köln und Düsseldorf seit 1968 in eigener Praxis als Internist tätig. Verheiratet, 3 Kinder, neuerdings Interesse an Malen und Dichten. Veröffentlichung im Band „Spuren auf meiner Seele“.

Renate Bergmann: geb. 1946 in Halle, verh., 2 Söhne. Medizinstudium in Halle an der Martin-Luther-Universität von 1966-1972, Ausbildung an versch. Kliniken in Halle, seit 1979 Allgemeinmedizinerin in einem Neubaugebiet von Halle. Erste Schreibversuche seit 1994.

Thomas Bruns: Studium der Humanmedizin in Erlangen/Nürnberg. Ausbildung zum Facharzt für Orthopädie im Kreiskrankenhaus Dormagen. Seit 1989 Oberarzt der orthop. Abt. des Reha-Zentrums in Lippstadt-Bad Waldliesborn.

Hildegard Buhmann: Arztwitwe und Diplomkrankenschwester. Bisherige Veröffentlichungen: „Peterle's Reise zum lieben Gott“: Kurzgeschichte, „Frauen in der Kommunalpolitik“: Dokumentation 1993 in Frauen-Leben-Arbeit-Alltag, „Hurra, wir haben junge Hunde“ : Jugendbuch 1994 u.a.

Bettina Buchner-Naujoks: 1966 in Wuppertal geboren. Nach dem Abitur Krankenschwesterausbildung, ab 1989 Studium der Slavistik und Germanistik. Examensarbeit: „Eine linguistische Analyse von Arzt-Patienten-Gesprächen". Verheiratet mit einem Arzt, 1 Tochter. Sie schreibt Gedichte.

Oswald Andreas Bührer: 1932 im Württembergischen geboren und dort aufgewachsen, Nervenarzt in eigener Praxis, bisher Schubladenliterat - in der Jugend lyrisch, später prosaisch.

Ingrid Cremer: geb. 1940, Ehe - und Lebensberaterin, Ausbildung in Psychotherapie. Studium als Bildhauerin in Barcelona. Lebt und arbeitet als freischaffende Künstlerin und Autorin in Wolfsburg.

Erika Eichhorn: wohnt in Münster. Zunächst Jurastudium in Heidelberg, dann Medizin in Münster. Chirurgin für 5 J.. Beginn der psychotherap. Ausbildung vor 13 J.. Im Rahmen der eigenen Entwicklungen zunehmend Zugang zum eigenem kreativen Potential. Veröffentl. in Zeitungen, Anthologien, z.B. „Spuren auf meiner Seele", "Frischer Wind" im R.G. Fischer Verlag.

Elisabeth Gallenkemper: Jahrgang 1927, lebt in Ahlen (Arztfrau). Schreibt Kurzprosa, Lyrik und in japanischen Gedichtformen. Veröffentl. in Zeitungen, Zeitschriften, Anthologien, Jahrbüchern, Kalendern. 6 eigene Gedichtsbändchen, Herausgeber von Partnerdichtungen; Lyrikband in Vorbereitung.

Petra Gebhardt: 1950 in Bremen geboren, studierte Medizin in Hamburg. sie bildete sich weiter in Naturheilverfahren und führt seit 1985 eine Hausarztpraxis in Hamburg, wo sie mit ihren sechs Kindern lebt. Autodidaktisch lernt sie Schreiben im Fernstudium und in kreativen Schreibkursen.

Karola Groch: geb. 1938 in Berlin. Seit über 20 Jahren in Berlin als Internistin tätig. Verheiratet, eine Tochter. Interesse am Schreiben seit 12 Jahren, vorwiegend Prosa. Veröffentl.: Zeitschriften, 'Aeskulap malt und dichtet' und 'Spuren auf meiner Seele'.

Brigitte Grohmann: geb. 1925 in Wesel. Nach dem Examen und Krankenhaustätigkeit niedergelassen seit 1958; allg. Medizin und Geriatrie. Kassenpraxis 1992 aufgegeben, z. Z. 3 x jährlich Lourdes-Ärztin, kleine Privatpraxis.

Brigitte Halèwitsch: geb. 21.4.1940 in Mährisch-Ostrau. Medizinstudium, Fachärztin f. Nervenheilkunde, psychoanalyt. Ausbildung. Psychoanalyt. Praxis in Mettmann. Veröffentl. über Balintarbeit, kreative Psychoanalyse, Traumleben, Kurzgeschichten, Gedichte. Verschied. künstler. Aktivitäten.

Wolfgang Hensel: geb. 1950 in Bad Segeberg. Medizinstudium und Promotion in Essen, internist. und psychiatr. Ausbildung. Praxis als Allgemeinmediziner. Schreibt, da er in seiner Tätigkeit 'zu viele Menschen im Schatten der Liebe' hat stehen sehen. Buch: „Sieben Meere des Lebens" 1995

Susanne Hilken: geb. 1957 im Hamburg, Ärztin für Neurologie und Psychiatrie, lebt in Göttingen; schreibt Lyrik, Kurzprosa, Erzählungen, Theatertexte und Opernlibretti.

Waldemar Hornbacher: geb. 1924 in Wetzlar, Studium und Promotion in Marburg, Internist, 30 Jahre Leiter des Kurmittelhauses in Oberstdorf. Wissensch. Veröffentl.; Bücher: „Klima und Wetter im Allgäu“: Prosa und Lyrik; „Ethik und Moral in der Politik“: Lyrik; beteiligt an vielen Anthologien.

Georg Ernst Jacoby: Jahrgang 1943, ist Psychiater und Psychotherapeut, leitet eine psychosomat. Klinik in Westfalen. Er schreibt gelegentlich Gedichte, Kurzgeschichten und Glossen. Damit schreibt er sich oft trübe Stimmungen vom Herzen.

Hans Jungk: geb. am 28.12.1944 in Honau/Reutlingen, Medizinstudium und Ausbildung als Allgemeinarzt in München. 1978 Redakteur in einem medizinischen Verlag. 1980 Niederlassung als Allgemeinarzt.

Friedrich Kahle: 1950 in Krefeld geb., prakt. Arzt in Mönchengladbach. Schreibt Lyrik und Prosa. 1990 „Herzerkrankungen“, Echo Verlag, 1994 Gedichte in „Spuren auf meiner Seele“, Verlag Heike Wenig, 1995 Lyrikausgabe „Natur und Gewissen“, Frieling Verlag, „Schauen über Raum und Zeit“, Haag+Herchen Verlag. Kinderbuch „Gerda kommt nicht nach Hause“.

Harald Kappel: geb. am 07.06.1960 in Bardenberg, nach der Schulzeit im Kreis Aachen von 1979 bis 1985 Studium der Tiermedizin und Medizin in Gießen. 1982 Heirat und seit 1986 glücklicher Vater von Sohn „Ben“. Seit 1990 niedergel. Facharzt für Anästhesiologie. Schon immer großes Interesse an Kunst, Musik und Literatur mit verschiedenen eigenen Aktivitäten.

Verena Kappenberger: geb. 07.08.1955 in Lörrach. Krankengymnastin und Ärztin für Rehabilitation. Seit 10 Jahren wohnhaft in Barcelona, seit 6 Jahren dort eigene Praxis. Veröffentlichungen: 50 Gedichte im Eigenverlag 1975, Anthologien: „Schweigen brennt auf meiner Haut“ Heyne Verlag und „Spuren auf meiner Seele“ 1994.

Wolfgang M. Klingler: geb. am 10.08.1954 in Moers, verheiratet, 3 Töchter. Studium der Medizin in Düsseldorf. Approbation 1979. Assistenzarzt Universität Bochum, Oberarzt des Knappschafts-KH Bottrop, Leit. Arzt des Sozialmed. Dienstes der Bundesknappschaft in Moers und Leiter des Zentralen Beratungsdienstes der Bundesknappschaft in Bochum.

Alfred Kohlschmid: Arzt f. Allgemeinmedizin, geb. 1920 in München. Nach 30 jähriger Praxis seit 1983 im Ruhestand. Langj. Redakteur, med. Publikationen, Feuilletonbeiträge. Kritische, besinnliche, heitere Prosa in Zeitschriften, im Almanach deutschsprachiger Schriftsteller-Ärzte und im Buch „Spuren auf meiner Seele“. Musik. komp. Tätigkeit. Gemäldeausstellungen.

Heinz Krauß: geb. 1943 in Aalen. Nach dem Abitur Studium der Medizin mit Staatsexamen in Erlangen. Danach Facharztausbildung in Deutschland und Amerika. Seit Februar 1984 niedergel. als Internist in Schwäbisch Hall.

Karla Kucaba: geb. am 17.12.1939, wohnhaft in Bitterfeld/Sachsen bis Sept. 1990. Jetzt zuhause in Elztal-Dallau/Baden-Württemberg. Beruf: Arzthelferin. Bisherige Veröffentlichungen: Aufführung eines Märchens als Puppenspiel.

Edeltraud Kühle: geb. 1957, Medizinstudium in Münster und Lille, Frankreich; nach 2 Jahren Herzchirurgie an der Uni Münster seit 1986 internistisch im Kreis Recklinghausen tätig an versch. Krankenhäusern. (Sechsmonatiger Aufenthalt 1992 im Nordschwarzwald). 1 Jahr Redaktionspraktikum in Med.Verlag.

Dieter Markert: 1945 geboren. Humanistisches Abitur. Medizinstudium. Weiterbildung: Innere Medizin und Anästhesie. Seit 1986 in Frankfurt als niedergelassener Anästhesist schmerztherapeutisch belegärztlich tätig. Seit 1960 publizistisch tätig (Zeitschriften, Buchbeiträge, Bücher). Gegenwärtig Buchprojekte bei ECON und im Goldmann Verlag.

Franz Marschang: wurde 1932 im Banat/Rumänien geboren, wuchs dort auf, lernte und lehrte dort bis 1977. Von 1977 bis 1995 war er Institutstierarzt in Heidelberg und lebt derzeit als Rentner in dieser Stadt am Neckar.

Ulrike Mattern-Ott: geb. 1953 in Bad-Godesberg. Studiengänge der Philologie und Humanmedizin in Tübingen und Köln. Derzeit tätig als Kinder- und Jugendpsychiaterin und Psychotherapeutin in einer großen psychiatr. Klinik am Niederrhein. Verheiratet, 2 Kinder.

Karl Bodo Meyer-Venter: geb. 1934. Medizinstudium 1954-60 in Göttingen, Graz und Würzburg. 1960 Promotion. Chir. Ausbildung Städt. Krankenanstalten Nordstadt Hannover. Fachausbildung zum Frauenarzt an der Med. Hochschule Hannover. 1970 Niederlassung mit Privatklinik. Verheiratet seit 1961 mit Ehefrau Irene. Vier Kinder.

Renate Myketiuk: geb. in Lemberg, der ukrainischen Heimat ihres Vaters, großgeworden in Franken, dem Land der mütterlichen Vorfahren, das sie prägte. Schreibt seit der frühen Schulzeit, wo eine Deutschlehrerin einen sehr breitgefächerten, für sie kreativen Unterricht hielt.

Hildegard Nagel: geb. 1909 in Stettin. Seit 1946 Ärztin in Göttingen. Mehrere Bücher und Beiträge zu Anthologien und Zeitschriften.

Jürgen Paul: geb. 1919 in Goslar; Schule in Hoyerswerda, Gotha, Venedig und Berlin; Studium in Berlin und Göttingen, dazwischen 5 Jahre Krieg. Assistententätigkeit in Heilstätten und Krankenhäusern. 1960 - 1986 niedergelassen als Pulmonologe in Goslar. Schreibt seit Jahren lyrische Texte, Veröffentl.u.a. bei Frieling - Berlin. und in „Spuren auf meiner Seele“ 1994.

Wilhelm Pilgram: geb. 1934 in Köln, Frauenarzt, seit 1954 Befassung mit den bildenden Künsten Malerei und Literatur. Publikationen: „Inseln unter Wolken“ 1982, „Nacht, sing meiner Liebe Lied“ 1987, Beiträge an versch. Anthologien, Kalendern und im Almanach deutschsprachiger Schriftsteller-Ärzte 1990 - 95.

Peter Christian Potthoff: Jahrgang 1934, aus Obersalzbrunn/Schlesien in die Welt gelassen, in Studienwegen zw. Freiburg, Münster und Wien, in Lebensreisen zw. Lissabon und Tokio, Dubai und Asuncion der Welt erschlossen, Neurochirurg in Gelsenkirchen-Buer. Denkt gelegentlich darüber nach, daß Ignoranz und Intoleranz (auch die eigene) die Welt mehr behindern und beschweren als alle Krankheiten zusammen.

Udo Pötting: Arzt für Innere Medizin, geb. 1937 in Hamm (Westf.), niedergelassen in Dorsten-Wulfen. Veröffentlichungen in verschiedenen Anthologien.

Olaf Randerath: geb. 1960, Germanistik- und Kunstgeschichtsstudium, dann Medizinstudium an der Uni Köln. Mitglied des Bundesv. Schriftsteller-Ärzte und der AG Leverkusener Autoren. Zahlreiche journalist. Arbeiten, Veröffentlichungen in versch. Anthologien. Lyriklesungen im WDR.

Helga Rauch: geb. 1936 in Bernburg/Saale. Sie wurde Krankenschwester und ging 1956 die Ehe mit einem Arzt ein; vier Kinder. Lebt in der Lüneburger Heide. Nach der „Wende“ Reise nach Leningrad, um dort in einem Krankenhaus zu helfen. Sie erlebte erschreckende Zustände, die sie in ihrem Buch „Bericht aus Leningrad“ beschreibt. Seit der Rückkehr organisiert sie die St. Petersburg Hilfe.

Sonja Ritz-Gottschalk: geb. am 23.03.1950 in Stuttgart, dort Besuch der Freien Waldorfschule vom 1956 bis 1969, anschließend Medizinstudium in Frankfurt; ab 1977 Weiterbildung an versch. Kliniken zu Ärztin für Allgemeinmedizin. Seit 1983 in eigener Praxis; Schwerpunkt Homöopathie und Naturheilverfahren. In der Freizeit Beschäftigung mit Literatur und Malerei.

Ingeborg Roeder: 1929 in Duisburg geboren, 1947 dort Abitur, bis 1950 Studium an der PH in Kettwig, dann bis 1991 Hauptschullehrerin in Duisburg; 1974 Zulassung als Heilpraktikerin mit dem Ziel „Gesund-heitserziehung in der Schule“; seit der Pensionierung 1991 konsultative Tätigkeit in Naturheilpraxis; seit 1991 erste Gedichte und Kurzgeschichten.

Herma Rosenberger: geb. 1949 in Gera. Beruf Stenotypistin, dann 2 Semester Journalistik- anschließend Medizinstudium in Leipzig. Fachärztin für Allgemeinmedizin, psychotherapeut. Ausbildung, Oberärztin in Eisenhüttenstadt. Seit 1991 eigene Praxis.

Franz Jürgen Schell: 1961 in Mainz geb., Weiterbildung in Nervenheilkunde, Promotion 1/95, lebt in Köln, verh., 2 Kinder. Schreibt seit 1993, bevorzugte Themen: Medizin, Spiritualität, Grenzerfahrungen, Kindergeschichten. Veröffentl. von Kurzprosa und Satiren in versch. Zeitschriften und Anthologien. Co-Autor des Dokumentarfilmes „Zwischen Leben und Tod“.

Franz Xaver Schmid: Diplompsychologe und Facharzt für psychotherapeutische Medizin, niedergelassen in Regensburg als Prakt. Arzt.

Alfred Schöll: geb. 1918 in Nürtingen, Medizinstudium (mit kriegsbedingten Unterbrechungen) 1937 bis 1943 in Tübingen, Freiburg und Straßburg. Truppenarzt im Osten, Erkrankung an Feldnephritis. Praxis von 1952 bis 1984. Herzinfarkt 1982, Bypaßoperation 1994. Danach erste literarische Versuche.

Hildegard Schreck-Köllner: 1945 in Erfurt geboren; Diplomphysikerin, Ärztin; ab 1979 Tätigkeit in Strahlenkliniken und Nuklearmedizin in Gießen, seitdem Schreiben von Gedichten.

Kathrin Sturm: geboren 1964, Assistenzärztin der Inneren Medizin in einer deutschen Provinzstadt. Privat Interesse für Literatur. Manchmal entstehen eigene, meist kurze Texte, die bisher noch nicht veröffentlicht wurden.

Günter Struck: Jahrgang.1923, aus Elberfeld, seit 30 Jahren in Köln lebend. Nervenarzt, Psychotherapeut. - neben fachwissenschaftl. Arbeiten Lyrik, Kurzgeschichten und Roman, Anthologien. "Psycholieder", "Rose im Wind“, „Pyrmonter Blütenblätter“, „Kein Mann von Welt" (Roman).

Adolf Josef Taller: geb. 1927, Deutschböhme, Studium in Bamberg und Erlangen, Facharztausbildung in Würzburg und Weiden, Chirurg, Unfallchirurg, Arbeitsmedizin. Jährl. Herausgabe von Broschüren, 1995 Nr. 23 über „Interdisziplinäre Psychosomatik“ (neben Facharbeiten).

Rochus Turmann: Jahrgang. 1924, Geburtsstadt Berlin. Beruf Arzt. Selbst herausgegebener Lyrikband 1978; Literaturpreis für Kurzgeschichte und Lyrik 1979 vom Verlag „kurpiers u. schonefeld“ anläßlich einer Ausschreibung für an multipler Sklerose Erkrankter. In den folgenden Jahren Beteiligungen an verschiedenen Anthologien (Boskamp, Jüngling u. Wenig).

Gerhard Uhlenbruck: geb. 1929 in Köln und dort lebend. Professor für Immunbiologie. Mitglied im VS, Verfasser mehrerer Aphorismenbücher sowie Beiträge in Anthologien und Zeitschriften.

Karl Wandel: geb. 1920 in Nürtingen (Neckar), evang. 1039 Abitur daselbst. Ab 1940 Soldat. 1946 Staatsexamen. 1948 Heirat (Dr. Ruth W.). 1946-49 Assistenzarzt in Tübingen und Halle/Saale. 1950-92 Landarzt in Frickenhausen/Württemberg.

Wolf-Rüdiger Weisbach: geb. 1941 in Kudowa - Schlesien. Wohnt seit 1946 in Windeck/Siegkreis. Dort seit 1972 als Landarzt tätig. Seit 1984 nebenberuflich malend und schreibend. Veröffentlichungen: „Windecker Skizzenbuch“ 1992, „Hausarzt im Wandel“ 1993 und „Windeck, wie ich es sehe 1994

Wolfgang Weise: geb. 1938 in Breslau, Studium in Göttingen, zunächst Arbeitsmedizin, dann Chirurgie, 6 Jahre Auslandstätigkeit in Europa und Afrika, 2 Jahre chirurg. Chefarzt, seit 1986 niedergelassener Chirurg. Kurzgeschichten, Lyrik, Veröffentlichungen im Ärzte-Almanach.

Martin P. Wedig: geb. am 27.06.1961 in Herne, Medizinstudium an der Joh.-Gutenberg-Universität in Mainz. Klinische Weiterbildung in Innerer Medizin und Chirurgie. Seit 1993 niedergelassen als Hausarzt in Herne.

Heike Wenig: geb. 1945 in Willingen. Medizinstudium in Marburg, innerh. Deutschlands mehrfach den Standort gewechselt, vom Fernweh bis nach Amerika getrieben. Seit 18 J. in Dorsten Prakt. Ärztin und Psychotherapeutin. Malt und schreibt, seit 2 Jahren zusätzlich tätig im eigenen Verlag.

Peter B. Zunke: kunstbegeisterter Hanseat, verh., 1 Tochter, seit 18 J. niedergelassen und immer noch Freude und Engagement in der Praxis. Hat schon immer ein wenig geschrieben, meist Lyrik, später Drehbücher und 2 Romane, aber bisher es nicht gewagt, etwas zur Veröffentlichung anzubieten.

Titelbild:
B. Eimo Cremer: geb. 1937 in Aurich/Ostfriesland. Dipl.Ing. und Designer, Fünf Jahre Gaststudium an der Universität Marsania und Llotja in Barcelona, lebt und arbeitet als freier Künstler in Wolfsburg.

... weitere Bücher aus dem Verlag Heike Wenig

edition ärzte schreiben

Spuren auf meiner Seele
Kurzgeschichten und Gedichte, Erzähltes aus Praxis und Klinik, Kampf mit Krankheit und Tod: 36 Ärzte schildern ihren Alltag.
194 Seiten, DM 26,-
ISBN 3-9803228-4-X

Wolfgang Hensel
Sieben Meere des Lebens
Wolfgang Hensel, Allgemeinmediziner, begann während seiner psychiatrischen Ausbildung Gedichte zu schreiben, weil er „zu viele Menschen im Schatten der Liebe" hat stehen sehen.
67 Seiten, DM 14,80
ISBN 3-9803228-6-6

Heike Wenig
Spuren im Sand
Heike Wenig, Ärztin und Psychotherapeutin, verfasst Gedichte und Kurzgeschichten aus Freude am schreiben und um den täglichen Umgang mit Krankheit und Leid zu verarbeiten.
134 Seiten, DM 18,-
ISBN 3-9803228-5-8

Heinz-Christian Wilkens
Lebensgefahr
Erlebnisse eines Landarztes
Der Autor erzählt spannende und besinnliche Geschichten aus dem Umfeld einer Landarztpraxis.
121 Seiten, DM 17,80-
ISBN 3-9804488-0-0

Anthologien:

Lichtpunkte
Anthologie des Literarischen Arbeitskreises Dorsten
Herausgegeben von Heike Wenig, Klaus Buse und Marga Belz.
155 Seiten, DM 16,80
ISBN 3-9803228-0-7

Klaus P. Buse
Und nun schweigt der Wind
Mit dem Haiku durch das Land
Haikus
69 Seiten, geh., DM 7,90
ISBN 3-9803228-2-3

Wie ein entwurzelter Baum
Eine Anthologie gegen Ausländerhaß und Fremdenfeindlichkeit
Mit einem Grußwort von Johannes Rau
„Erst fliegen die Worte, dann die Steine, daher ist es wichtig, der Fremdenfeindlichkeit Worte entgegenzusetzen". 102 Autoren schreiben gegen Ausländerhaß.
387 Seiten, DM 24,80
ISBN 3-9803228-1-5

Die Jahre der Blüte
Anthologie des Literarischen Arbeitskreises Dorsten
Herausgegeben von Helga Thiemann, Edelgard Moers, Peter Bertram, Werner Wenig.
93 Seiten, DM 18,-
ISBN 3-9803228-3-1

Deutschland wird noch deutscher
Kritische und besinnliche Texte zum Jahrestag der deutschen Wiedervereinigung
Autoren aus Ost und West beschreiben ihre Eindrücke über die Wiedervereinigung Deutschlands. Sie berichten über ihre Erstbegegnung mit dem anderen von „Drüben", über Tränen der Freude, über ihr Sehnen nach dem „Wiedereinssein". Doch für manche stürzten die Träume ein.
171 Seiten, DM 24,-
ISBN 3-9803228-9-0

Pflücke die Sterne, Sultanim
Eine Anthologie für das Zusammenleben von Deutschen und Ausländern. Lyrik und Prosa
ca. 240 Seiten, DM 24,- (erscheint Frühjahr 1996)

Zu bestellen über den Buchhandel oder direkt bei
Verlag Heike Wenig, Wischenstück 32, 46286 Dorsten